がんとわたしノート

がんとともに生きていく

監修 黒田尚子 ファイナンシャル・プランナー
山内英子 聖路加国際病院 ブレストセンター長

Bkc

はじめに
私が『がんとわたしノート』を
つくりたかった理由

がん告知から5年を過ぎて

　私が、2009年12月に乳がんの告知を受けてから今年で7年が経とうとしています。がん告知を受けた当時、担当医から「5年生存率は50％です」と告げられたことは、今でも忘れられません。お蔭さまで、まだまだ'旅立ち'そうにはありませんが、無事この7年を過ごせたことは、私や家族にとってとても感慨深いものがあります。

　私は、父を膵臓がん、祖母を卵巣がんで亡くしました。でも自分自身ががんに罹患してみると、分からないこと、知らないことだらけでした。私の専門分野である「お金」の情報についても、がんに関しては十分な状況とはいえません。これだけ情報が氾濫している時代だというのに…。
　そこで、FP兼がんサバイバーとしての知識や経験をもとに、2011年夏『がんとお金の本～がんになった私が伝えたい58のアドバイス』を上梓したわけです。
　私にとってこの7年間は、がんとともにどう日常生活を送るか試行錯誤の繰り返し。そして、できるだけ多くの方に、がんの経済的リスクに対する備えの重要性を伝える活動を行う日々でもありました。

　一般的に、がんが再発する時期として、治療から2～3年後がピークで、遅くとも5年以内に起こるといわれています。そのため、治療から5年経過後にも異常がなければ治癒したとみなされ、多くのがん

の場合、術後の定期検査は5年間が目安です。

　ただし、乳がんなどゆっくり進行するがんの場合、5年目以降でも再発するケースがあり、10年間は経過をみる必要があります。私自身も主治医から、「10年間は定期的に通院して、検査をするように」といわれています。

　とはいえ、その折り返し地点である5年の壁を何事もなく越えられた節目として、私がかねてより作りたいと思っていた本がありました。それが、この『がんとわたしノート』です。

こんな思いから生まれた『がんとわたしノート』

　私は、数年前から、がん患者やそのご家族をサポートする活動を行っています。きっかけは、友人から「がん告知を受けたばかりの知り合いがいるので、サポートしてほしい」といわれたのが始まり。基本的に相談者は患者ご本人やその家族、友人や知人など身近な方々などで、相談は無料です。

　相談内容は、「がん告知後に何をどう考えたらいいか」「病院や主治医選び」「がん情報の入手方法」「利用できる公的制度」「がん保険や医療保険などの民間保険について」等々、多岐にわたります。ただ、告知直後は経済的な相談よりも、まず、がんとどう向き合うかについてのお悩みが多いように感じます。

　がん告知直後、連日のように相談の電話やメールがあった方でも、治療や時間が進むにつれ、少しずつ今の状況に慣れ、お問い合わせの頻度や回数が少なくなっていきます。

　おそらく、告知直後のパニック状態から時間を経て、精神的に落ち着かれたり、現状が理解できたりして、自分自身で情報を入手・判断

できるようになるからでしょう。実際、私自身もそうでしたから。

　とはいえ、すべての人が最初の段階から、エビデンス（科学的根拠）のある情報に基づいて行動・判断しているわけではありません。

　治療法が尽きて亡くなった後に、「あのとき、こうしていれば」と悩んだり、後悔される方を間近でみていると、命をかけた選択の恐ろしさをしみじみと感じます。通常、私たちFPがお客さまに対するアドバイスとは、まったく'重み'が違うのです。

　もちろん、結果として亡くなってしまったとしても、ご本人やそのご家族が選択した治療法を、十分理解し納得されていたのなら、まったく状況が異なります。まさに「ベストを尽くした」といった感の末期でしょうか。

　しかし、私ががん告知を受けて5年以上経過してみると、結局、いずれの場合も、最終的な決定権は、自分自身が握っているのだと思い至りました。そして、その決断による結果と責任も、自分自身に帰属するのだということも。

　それと同時に、患者自身あるいはそのご家族等が、氾濫するがん情報を取捨選択し、方向性を求めていくだけの行動力やパワーも必要なのです。自分にとってベストな選択肢や保障制度などのサービスが、自然に天から降ってくるわけではありません。

　そのために、今の自分を客観的に判断して、自分の考えや置かれている状況を整理したり、まとめたりするノートのようなものがあれば、と考えていました。

がんとともに生きていくための『がんとわたしノート』

　私自身、意外に（とよく言われるのですが）マメなほうで、がん告知を受ける前の精密検査の段階から、市販のノートなどに検査や診察の内容、治療の状況など記録していました。現在は、年に1度の定期検査だけですが、検査の結果は、きちんと専用のファイルに保管し、気になったことをメモしています。

　もちろん、かかった費用についても、病院に支払った医療費や通院の際の交通費、入院のための日用雑貨、がん関連の書籍代など、かなり細かく表計算ソフトで管理しています。

　最近では、がん患者のための療養ノートやがん手帳といったものが、自治体などから無料配布されていたり、ダウンロードできたりするようです。ところが、それらには、お金に関する記入欄がほとんどありません。でも実際、高額療養費の請求や確定申告（医療費控除など）、保険会社への保険金・給付金の請求など、かかった費用の明細は、後々必要になってくるものです。

　そして、これから（将来）のことです。治療などが落ち着くにつれ、「自分にもしものことがあったらどうするか」が気になってきませんか？　たとえば、自分が利用している金融機関やクレジットカード、加入している生命保険、万が一のときに知らせてほしい人の連絡先など。家族にきちんと伝えていないこともありますし、なかなかこういうことは、普段の生活の中では言いにくいものです。そんな時、気軽にメモしておけるノートがほしいなと思うのです。

『がんとわたしノート』の使い方

そこで、本書『がんとわたしノート』は、第1章「がんとわたしノート」、第2章「わたしのがん家計簿」、別冊の「マイ・エンディングノート」という三部で構成しています。

「がんとわたしノート」には、おもにがんの治療やケアなど病気に関すること。「わたしのがん家計簿」には、がんにかかる費用や、公的制度、民間保険など、さまざまな手続きに関すること。「マイ・エンディングノート」には、イザというときに備えて、最低限これだけはきちんと整理しておきたいことをまとめてみました。

とくに「マイ・エンディングノート」は、'エンディング'と気負わずに気楽な気持ちで、備忘録代わりに記入してみてください。資産状況などプライバシー保護のため、分けて管理できるように、別冊として取り外し可能にしています。

なお、『がんとお金の本』に関連している部分については、それぞれリンクで参照できるようになっています。あわせてご活用ください。

このノートは、皆さん自身が書き込んでいくことで、自分のカラダやココロと向き合い、自分が大切にしているもの、大切にしたいものを整理・確認するための1つのツールです。このノートが、私と同じく、がんとともに人生を生き、最後まで自分らしく生き切りたいと願う方々のお役に立てれば幸いです。

ファイナンシャル・プランナー　黒田　尚子

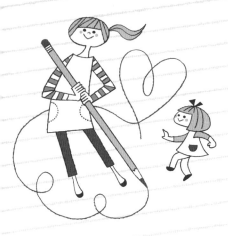

がんとわたし ノート　コンテンツ

はじめに　I
わたしの大切な情報　X
わたしの医療機関ノート　XII

第1章
がんとわたしノート

---

① がんと診断されてから治療が始まるまで　2

がん診断から治療開始までの流れ　2
がん告知直後に考えるべきこと　4

わたしの受診ノート　6

わたしの検査ノート　8

わたしの診断ノート　18

わたしのセカンドオピニオンノート　24

わたしの治療ノート　32

治療前の準備ノート　44

② 入院治療について　46

入院の準備ノート　46

わたしの入院ノート　48

入院時の治療や体調の記録　50

退院後の生活や今後の予定　54

わたしの手術ノート　60

わたしの薬物療法ノート　66

わたしの放射線療法ノート　78

わたしの補完代替療法ノート　88

わたしの緩和ケアノート　90

③ 療養生活について　94

わたしの診察ノート　94

がん告知前後の生活の変化　100

わたしのサポート・相談先ノート　104

わたしの治療ダイアリー／年間スケジュール　106

わたしの治療ダイアリー／週間スケジュール　108

わたしの治療ダイアリー／お薬ノート　110

第 **2** 章
わたしのがん家計簿

---

① 治療前に確認しておきたいお金のこと　114

がんにかかるお金の目安　114

がんにかかるお金の資金計画　116

治療前後の収入の変化の見通し　118

がん治療後のライフプラン　122

加入している民間保険　124

各種公的制度等の手続き　128

② がんの家計簿　132

わたしのがん家計簿〈収入一覧〉　132

わたしのがん家計簿〈支出一覧〉　136

エンディングノートとは　140
さいごに　142

〈別冊〉マイ・エンディングノート

「マイ・エンディングノート」記入のコツ

① 現在のわたしの情報
② イザという時のための情報
③ エンディングのための情報

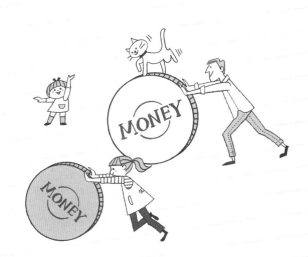

わたしの大切な情報

記入日	年　　　　月　　　　日

―――――――― わたしの基本情報 ――――――――

ふりがな		生年月日	
氏名			
住所	〒		
本籍			
TEL (携帯電話)		メール アドレス	
勤務先／学校	名称		所属	
	所在地			
	TEL		メール アドレス	

―――― 保険証・免許証・パスポートなどの情報 ――――

名称	記号・番号	保管場所・その他
マイナンバー		
健康保険証		
運転免許証		
パスポート		

---- 持病、服用している薬、副作用等について ----

治療中の病気
(例)高血圧

通院している病院
(例)○○医院、月に1回、○○医師

使用している薬
(例)食後に○○を2錠

気になる症状

副作用

有・無		

アレルギー

有・無	薬		食べ物	
	花粉症		その他	

喫煙	飲酒
□ 有(1日　　　本)　□ 無	□ 有(毎日・週　　　日)　□ 無

わたしの医療機関ノート

　がんの診断・治療では、複数の医療機関や診療科がかかりつけとなることも少なくありません。受診した医療機関の情報は、できるだけ残しておけば、予約や問い合わせの際に役に立ちます。

受診した医療機関について

病院名	
初診日	年　月　日（　）　診察券番号
所在地	〒　　　　　　　　　TEL
診察料	担当医師
紹介者	（紹介状　□有　□無）
同行者	(例)家族、知人、友人など
メモ	

病院名	
初診日	年　月　日（　）　診察券番号
所在地	〒　　　　　　　　　TEL
診察料	担当医師
紹介者	（紹介状　□有　□無）
同行者	
メモ	

病院名	
初診日	年　月　日（　） 　診察券番号
所在地	〒　　　　　　　　　　TEL
診察料	担当医師
紹介者	（紹介状　□有　□無）
同行者	
メモ	

メモ	

かかりつけ医と専門医ってどう違う？

「かかりつけ医」とは、普段よく受診する地域のお医者さんのこと。かかりつけ医には、体の不調を感じたときや、定期的な検診などで受診することも多いでしょう。さらに専門的な検査・治療が必要であれば、かかりつけ医が最適な大学病院や大規模病院などの専門医を紹介してくれます。

最近では、全国のがん診療連携拠点病院の患者が、『がん地域連携パス（冊子）』を利用して、退院後の術後経過観察・再発の定期検査などを、地元の連携病院やかかりつけ医で受けられるよう、情報の共有化が行われています。

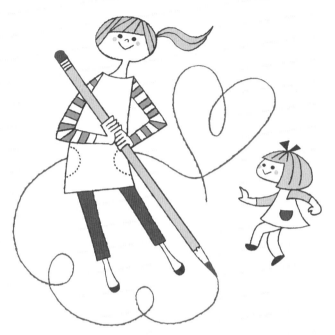

第1章
がんとわたしノート

がんが疑われた後、がんと診断確定するまでにさまざまな検査を行います。診断後も治療が始まるまでセカンドオピニオンを受けたり、主治医と相談したり。とにかく、がんは手術がほんの入り口で、その後も治療や検査などで長く付き合うことになる病気です。それぞれの場面で気になること、心配なことを書き留めておきましょう。

❶ がんと診断されてから治療が始まるまで

がん診断から治療開始までの流れ

　がん告知後、がん患者やご家族にとって、治療が始まる（決まる）までがひとつの大きな'山'です。がんの診断から治療が始まるまでのフローチャートで、今後の見通しの目安を確認してみましょう。

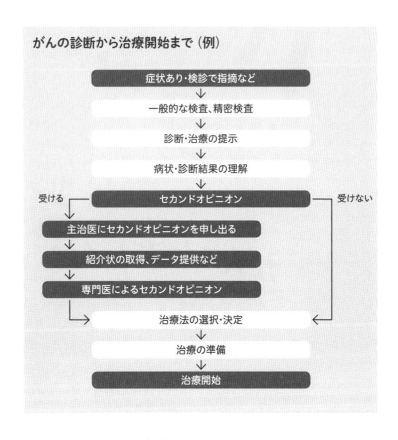

主要ながんのおもな特徴

胃がん
胃の内側の粘膜にがんが発生し、進行するにつれて胃の外側に広がる。日本人に多いといわれるが、ピロリ菌の駆除などにより発生率は低下している。「手術」が有効で、5年相対生存率などによると早期がんなら治療をすればほぼ100％、進行がんでも50％前後は治癒する。

肺がん
1998年以来、死亡率トップのがん。喫煙との関係が深いが、非喫煙者が発症する可能性もある。「小細胞がん」と「非小細胞がん」があり、性質や進行のしかた、治療法が異なる。5年相対生存率は全体で約40％で、治療が難しいがんのひとつ。

乳がん
女性ホルモン（エストロゲン）が深く関係し、発症のピークは40代後半。早い段階からリンパ節や離れた臓器へ転移することもある。10年以上経ってから再発することも少なくない。治療終了後も長期にわたる経過観察が必要。数は少ないものの、男性でも発症する。

大腸がん
食生活の欧米化によって男女とも発症者数が増加傾向にあるがん。小腸寄りの結腸にできる「結腸がん」と、肛門に近い直腸にできる「直腸がん」があり、症状や治療法が異なる。早期であれば5年相対生存率が95％以上、全体でも約70％。

子宮がん
子宮頸部に発生する「子宮頸がん」と、子宮体部に発生する「子宮体がん」があり、発症の年齢層も原因、治療法も異なる。子宮頸がんは、20代後半〜30代の若い世代に増加しており、原因はヒトパピローマウイルス。一方、子宮体がんは、40代後半以上から増え、50〜60代がピークで、原因は女性ホルモンのエストロゲン。

前立腺がん
もともと欧米に多いがんだったが、生活の欧米化や検診の普及などによって日本でも急増している。他のがんと同じく年齢とともに増加するが、特に65歳上に多く、80歳以上では2割前後に認められるともいわれる。

がん告知直後に考えるべきこと

がんの診断から治療開始まで

がんは、心身に大きなストレスをもたらします。たとえば告知されたときや病状などを知ったときなど、それがストレスとなって日常生活に適応できなくなることもあります。

代表的なものが「不安」と「落ち込み」。とはいえ、これらはある程度通常の反応で、一般的には2週間ほどで適応しようとする力が働きます。実際、告知後は考えるべきこと、やるべきことが次々に出てきて、「落ち込んでいるヒマなんかない」状態がほとんどです。

次の図をご覧ください。このようなストレスへの心の反応は、告知時のほかに、「治療を中止したとき」「再発の疑いがあるとき」「他の臓器への転移が認められたとき」「積極的な治療ができなくなったとき」などに起こりやすくなります。

リンク
がん告知を受けたら？➡『がんとお金の本』P2～

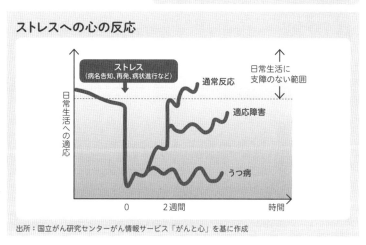

ストレスへの心の反応

出所：国立がん研究センターがん情報サービス「がんと心」を基に作成

☑ がん告知後に考えておくべきことチェックリスト

🔗 リンク
がん告知後に考えなくてはいけないこと➡『がんとお金の本』P7〜

がん（病気）について

☐ どこの病院で治療を行うか？
　（担当医、交通の便、転居の有無など）
☐ どのような治療を行うか？
☐ セカンドオピニオンを受けるか？
☐ 病気を含め、心配事について相談できる人・窓口はあるか？
☐ その他（　　　　　　　　　　　　　　　　　　　　　　　）

仕事・お金について

☐ 仕事を継続するか？（休職・退職、引き継ぎなど）
☐ 治療費をどこから捻出するか？（預貯金、民間保険など）
☐ 入院・治療中の収入は確保できるか？
☐ 入院・治療中の生活費・住宅ローン・教育費などを
　まかなえる見込みはあるか？
☐ 加入している保険（公的保険・民間保険）の保障は確認したか？
　どのような内容か？
☐ その他（　　　　　　　　　　　　　　　　　　　　　　　）

家族・知人・友人・職場などについて

☐ いつ、誰に、どのように、どこまで「がん」のことを伝えるか？
☐ 「がん」のことを、（幼い）子どもにどう説明するか？
☐ 入院・治療中の子どもの育児や親の介護、ペットをどうするか？
☐ 自分や家族の身の回りの世話や家事をどうするか？
☐ その他（　　　　　　　　　　　　　　　　　　　　　　　）

今、気になっていること

わたしの受診ノート

がんが見つかるきっかけは、がん検診のほかに、自覚症状があって病院を受診した、ほかの病気の検査で偶然見つかったなど。病院を転々として、ようやくがんと診断されるケースもあります。病院を受診したきっかけや、その時の医師の対応などをメモしておくとよいでしょう。

下図は、がんの種類別の代表的な症状です。何らかの自覚症状がある、または続いている方は、がんの疑いがある可能性が考えられます。

がんの危険信号8か条

❶胃がん	☐ 胃の具合がわるく、食欲がなく、好みが変わったりしないか。
❷子宮がん	☐ おりものや、不正出血はないか。
❸乳がん	☐ 乳房の中にしこりはないか。
❹食道がん	☐ 飲み込むときに、つかえることはないか。
❺大腸がん、直腸がん	☐ 便に血や粘液がまじったりしないか。
❻肺がん、喉頭がん	☐ 咳が続いたり、痰に血がまじったりしないか。声がかすれたりしないか。
❼舌がん、皮膚がん	☐ 治りにくい潰瘍はないか。
❽腎臓がん、膀胱がん、前立腺がん	☐ 尿の出がわるかったり、血がまじったりしないか。

出所:日本対がん協会

受診の記録

記入日	年　　　　月　　　　日

受診したきっかけ、その時の症状、気になる点など

(例)○年×月△日　数か月前から右乳房にしこりを感じた。

それに対する医師・医療機関の対応

(例)かかりつけ医の○×病院にて診察を受ける。

記入日	年　　　　月　　　　日

受診したきっかけ、その時の症状、気になる点など

受診したきっかけ、その時の症状、気になる点など

① がんと診断されてから治療が始まるまで

わたしの検査ノート

適切な治療のために、診察やさまざまな検査が行われます。医療機関によって、初診時の検査内容や流れが異なることもありますが、受けた検査の内容を把握しておくことは大切です。

下図は、一般的な検診である「対応型」と「任意型」の違いについてまとめたものです。

対応型検診（住民検診）と任意型検診（人間ドックなど）の特徴

> がん検診には、「対応型」と「任意型」があります。

	対応型検診（住民検診）	任意型検診（人間ドックなど）
目的	地域等におけるがん死亡率の減少	個人のがん死亡リスクを下げる
対象	特定の人（一定の年齢の住民など） ※ただし無症状であること	特になし ※ただし無症状であること
頻度	1～2年度ごと	任意
結果	がんの有無のみ	がん以外の病気もわかる
費用	無料、もしくは2,000円程度	全額自己負担 ※健保組合などで補助を行う場合もあり
メリット	費用負担が軽く、実施のお知らせが届く、など	検査内容をオプションで選ぶことができ、別の病気が見つかることも
デメリット	検査対象のがん（5大がんなど）のみ	通常のがん検診に比べ費用が高額。検査に1日以上かかる場合もある

最初に受けた一般的な検査について

検査日	年　　　　月　　　　日
検査を受けた場所（病院等）	
検査内容	□ 血圧測定 □ 血液検査 □ 尿検査 □ 心電図検査 受けた検査に☑をつけてください
がんの部位別の検査	□ 肺がん……胸部X線検査・喀痰細胞診 □ 大腸がん……便潜血検査（免疫2日法） □ 前立腺がん……PSA（前立腺特異抗原）検査 □ 胃がん……胃部X線検査（バリウム）・ 　内視鏡検査（胃カメラ） □ 乳がん……視触診・ 　乳房X線検査（マンモグラフィ）・超音波検査 □ 子宮がん……視診・頸部細胞診・体部細胞診 □ その他（　　　　　　　　　　　　　　）
費用の目安	万円

検査の結果について

要精密検査の有無	□ 有　　　　□ 無
結果の内容・医師からの説明など	

「要精密検査」でも必要以上に不安にならない

「要精密検査」のお知らせが来ると、「がんかもしれない」と必要以上に不安に感じる人がいます。日本対がん協会によると、2010年の乳がん検診で「要精密検査」は全受診者の6.2%で、さらに最終的にがんと診断されたのは0.23%でした。あくまでも「もう少し詳しく調べてみましょう」という意味ですので、怖がらず検査を受けましょう。

がん検診のメリット・デメリット

メリット	デメリット
● 早期発見、適切な治療による救命 ● ポリープ・潰瘍など、がんになる前の病変の発見に役立つ ● 安心して生活を送ることができる	● 検診結果は100%正しいとは限らない ● 検査によって身体的・精神的・経済的な負担がかかる

がん検診ガイドライン

対象部位	対象者	検診の方法	推奨グレード*
胃	50歳以上男女	胃X線検査、胃内視鏡検査	B
大腸	40歳以上男女	便潜血検査	A
肺	40歳以上男女	胸部X線検査、及び胸部X線検査と喀痰細胞診併用法	B
子宮頸部	20歳以上女	細胞診（従来法）、細胞診（液状検体法）	B
乳房	40-64歳	マンモグラフィ	B

*推奨の判断はガイドライン作成時のもので、現状では証拠不十分だが、将来的には判定が変わる可能性がある。
出所：国立がん研究センター「科学的根拠に基づくがん検診推進のページ」から一部抜粋の上、筆者編集

さらに進んだ検査（精密検査）について

検査日	年　　月　　日	検査にかかる 費用の目安	円
検査の内容と その目的	（例）がんの広がり（病期）を調べるためのCT検査・MRI検査 など		
検査を 受ける前の 注意事項など			

▼

検査日	年　　月　　日	検査にかかる 費用の目安	円
検査の内容と その目的			
検査を 受ける前の 注意事項など			

▼

検査日	年　　月　　日	検査にかかる 費用の目安	円
検査の内容と その目的			
検査を 受ける前の 注意事項など			

① がんと診断されてから治療が始まるまで

〈検査〉に関する用語ポイント解説

費用の目安

用語	解説	費用の目安
CT検査	体の周囲からX線を照射し、透過してきたX線量を測定。コンピューターで処理して得た断面図から病変を発見する検査	12,400〜32,140円(造影剤の使用有無などで異なる)
MRI検査	強力な磁力により水素原子から体内の水分量の違いを画像化し、異常な組織がないかを確認する検査。CTとは異なり、X線を使用しないので被ばくの心配がない	15,900〜28,670円(造影剤の使用有無などで異なる)
超音波検査	超音波を当て、体内から跳ね返った超音波を検出して画像化する検査。前立腺や乳腺、甲状腺、肝臓、脾臓、腎臓など体表に近い臓器の観察に適している	3,500〜5,300円
造影検査	X線を通さない物質を体に入れて、内臓の形状を調べる検査。バリウム(造影剤)を飲み、X線撮影で胃の形を確認する検査は一般的	胃バリウム検査 13,160円 大腸バリウム検査 25,630円
生検(せいけん)	疑わしい部位の細胞・組織を外科的に切除したり、針を刺して採取し、顕微鏡で調べたりする検査	乳がん針生検 83,870円
シンチグラフィー (RI検査)	放射性物質で印をつけた目的の臓器に取り込まれやすい物質を投与し、放射性物質の集まり具合を外から撮影する検査。骨転移の有無や広がりなどの検査によく用いられる	骨シンチグラム 55,500円
PET(ペット)	放射性物質で印をつけた物質を注射し、その取り込みが多い部分を探す。がん本体や転移を見つけるための検査。1回の検査で全身の検索が可能で、苦痛が少ない点が特徴	81,400円
内視鏡検査	カメラなどで胃や大腸など管状の内臓の粘膜面を観察する検査。エコー装置を組み込めば、病変の深さや、外側にあるリンパ節などの観察もできる	大腸内視鏡 15,420〜59,120円(組織摂取の有無等で異なる)

＊費用の目安は検査の総費用。使用する薬剤等によって異なる。「がん治療費.com」参照。

受けた検査と検査日

検査内容	検査日		
□ CT検査	年	月	日
□ MRI検査	年	月	日
□ 超音波検査	年	月	日
□ 造影検査	年	月	日
□ 造影検査	年	月	日
□ 生検	年	月	日
□ 細胞診	年	月	日
□ シンチグラフィー（RI検査）	年	月	日
□ PET	年	月	日
□ 内視鏡検査	年	月	日
□	年	月	日
□	年	月	日
□	年	月	日
□	年	月	日
□	年	月	日
□	年	月	日
□	年	月	日
□	年	月	日

臨床診断と確定診断

　血液検査や画像診断、症状などをもとに行うのが「臨床診断」です。ただしここではまだ「がんの疑い」の段階。がんと確定診断されるのは、病理医による「病理診断」を経てからです。

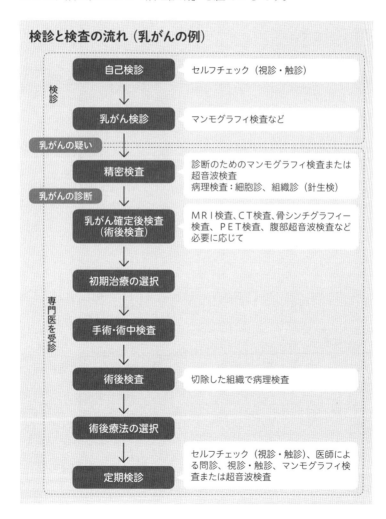

精密検査の結果について

結果の内容や医師からの説明など

説明でよくわからなかったこと・気になること

〈検査結果等の貼付欄〉

〈検査結果等の貼付欄〉

わたしの診断ノート

　主治医から受けた診断の結果などを記録しておきましょう。あとで、自分の症状について詳しく調べたり、家族や周囲の人に説明したりするときなどに役に立ちます。

☑ 診断時に主治医に聞いておきたいことチェックリスト

あらかじめ聞きたいことをメモしておきましょう。優先順位をつけておけば、効率よく質問できます。

- ☐ 私のがんは、どの検査でわかったのですか？

- ☐ 私のがんは、どのくらい進行していますか？

- ☐ 今後起こる可能性のある症状などはありますか？

- ☐ 転移はありますか？　どこに、どのように転移していますか？

- ☐ 現時点では、どのような治療がありますか？
  なぜその治療法が良いのですか？
  期待できる効果や副作用・後遺症は？

- ☐ ほかにも○○（持病など）があるのですが、どのように影響しますか？

- ☐ 今後、追加して行う検査はありますか？

- ☐ この場合（同じような症状の人）の標準治療*は、どのようなものですか？
  （自分の治療と違う場合は）どうしてですか？

- ☐ 治療の方法、回数、頻度、費用は？
  治療前に準備しておくことは？

- ☐ 治療などで生活（仕事、食事、家事、育児）への影響はありますか？

＊それまでに行われた国内外の大規模な臨床試験の結果から、現時点で最も有効性と安全性が裏付けられている治療のこと。

診断の内容①

診断を受けた日	年　　　　月　　　　日
説明した人	主治医（　　　　　）　担当医（　　　　　） その他（　　　　　）
説明を受けた人	本人 家族（　　　　　）　その他（　　　　　）
一緒に 説明を受けた人	家族（　　　　　）　その他（　　　　　）
診断を受けた 医療機関	病院名 診療科 主治医
診断の 結果・病名	
がんの部位・ 病期（ステージ）	

① がんと診断されてから治療が始まるまで

診断の内容②

がんの大きさや広がり・進行の程度

どの検査結果からわかったのか

転移の有無・転移の場所

現時点の治療方針・治療プラン

治療にかかる費用の目安

診断の説明に対する感想

説明でよくわからなかったこと・気になること

診断を聞いて感じたこと

🔗 リンク
「がん」に関する情報の集め方
➡『がんとお金の本』P19〜

🔗 リンク
自分の意思を伝える➡『がんとお金の本』P26〜

がんは「情報戦」とも呼ばれます

　がんを疑いはじめると、インターネットなどでいろいろと調べたくなるのは当然のこと。しかし、巷に氾濫している情報がすべて正しいとは限りません。また、その情報があなたの病状に適切かどうかもわかりません。一番大切なのは、まず自分の病気の状態をきちんと把握すること。そして、その情報を握っているキーパーソンは主治医です。ですから主治医の話をしっかり聴き、不安に思ったり疑問に感じたりしたことを伝えましょう。お医者さんといえども神様ではありません。病気のことはわかっても、患者の気持ちまで推し量れというのは、ムリな相談です。言葉にして伝えるということが大切です。

〈診断結果等の貼付欄〉

〈診断結果等の貼付欄〉

わたしのセカンドオピニオンノート

セカンドオピニオン（以下、SO）とは、「第2の意見」。つまり、いまの医師以外に病状・治療法などについて意見を聞くことです。納得して治療を受けるためにも、必要に応じて、第二、第三の専門家の意見を聞くことはとても重要だと思います。

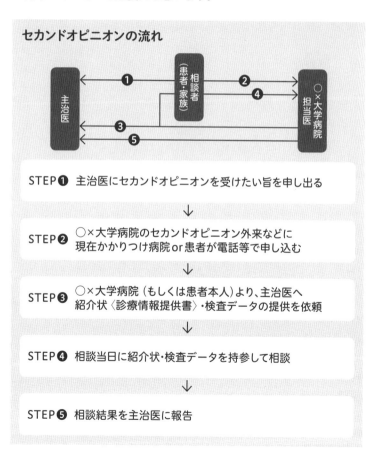

セカンドオピニオンの流れ

STEP ❶ 主治医にセカンドオピニオンを受けたい旨を申し出る

↓

STEP ❷ ○×大学病院のセカンドオピニオン外来などに現在かかりつけ病院or患者が電話等で申し込む

↓

STEP ❸ ○×大学病院（もしくは患者本人）より、主治医へ紹介状〈診療情報提供書〉・検査データの提供を依頼

↓

STEP ❹ 相談当日に紹介状・検査データを持参して相談

↓

STEP ❺ 相談結果を主治医に報告

セカンドオピニオンを十分に活用するために

SOは、患者本人やご家族の価値観・事情を踏まえて、最適な治療を選択することをおもな目的として、最初にがんと診断した医師の意見（ファーストオピニオン）と比較検討するために行うものです。

ですから、SOを受ける際には、最初の医師の診断や治療法を十分に理解できていなければなりません。そうでなければ、SOを受けても判断に迷ってしまう可能性があります。

☑ セカンドオピニオンを上手に受けるためのチェックリスト

☐ 何のために受けるのか、目的が明確か？

☐ 自分の病気（がん）の情報を十分集めたか？

☐ 病気（がん）の経過と質問をまとめたか？

☐ 主治医の所見や検査結果などのデータをきちんと準備できたか？

☐ 主治医と別の視点や専門分野を持った専門医に聞くことができたか？

☐ 主治医に自分の意思を伝えて、きちんと準備すること。率直なコミュニケーションを図ることができたか？

☐ 主治医に報告（フィードバック）して、見解を聞くことができたか？

セカンドオピニオンを受けるタイミングは

　SOは、基本的に治療のどの段階でも受けられます。しかし、主治医が悪性と診断したのに、SOの担当医に良性という意見を出されることもあります。また、いったん治療が始まると、病院や治療法を変えることは、なかなか容易ではありません。

　いろいろな可能性を検討するためにも、**診断を受けた後の早い時期**、少なくとも**治療が始まる前**に受けておくことをお勧めします。

　また、がんが再発・転移した場合もSOは有効です。がんの再発については、まだ標準治療が定まっていないものもありますし、医師によって考え方が異なることもあります。

セカンドオピニオンを受ける病院・医師の探し方

　SOを受ける医師を探す方法には、おもに次のようなものがあります。

　SOを実施しているのは、大学病院やそれに準ずる専門病院がほとんどです。さらに実施していても、すべての診療科が行っているとは限りません。

　最近では、がん保険や医療保険など民間保険の付帯サービスとしてセカンドオピニオン紹介サービスを無料で行っている保険会社もあります。ご自分が加入している保険に付帯されていないか、一度チェックしてみてはいかがでしょうか。

セカンドオピニオンの選び方

① 主治医からの紹介

② インターネットで検索

③ 知人・友人・患者会などからの紹介

④ その他（民間保険の付帯サービスを利用）

セカンドオピニオンにかかる費用

SOにかかる費用は保険適用外がほとんどです。費用は医療機関によって異なりますので、ホームページや電話などで事前に確認しておきましょう。

病院別のセカンドオピニオン費用（例）

(平成28年10月現在)

病院名	費用／時間など
国立がんセンター中央病院	がん相談対話外来（患者申出療養以外）：27,000円* 病理相談外来（病理標本からの再診断を希望の場合）：32,400円（診断のために新たな標本を作製した場合、別途10,800円必要）
聖路加国際病院	30分間21,600円（以降30分毎に10,800円が加算）
がん研有明病院	30分間32,400円（以降30分毎に10,800円が加算）ほかに細胞診判断料5,400円、病理組織診断料（5,400円〜）が必要な場合もある
都立駒込病院	30分程度1万円〜12,000円*
埼玉県立がんセンター	30分間10,900円（以降30分毎に5,450円が加算）
亀田総合病院	30分間21,600円、60分間32,400円（診療科によって違う場合がある）

＊は税別。それ以外は税込み。

セカンドオピニオン外来の医療機関

受診日	年　　　月　　　日　午前・午後　　　時〜
医療機関名	
診療科	
担当医	
住所	
TEL	
受診の経緯 (主治医から／ 知人からの 紹介など)	
費用の目安	万円／　　　　　分間
必要なもの	□ 紹介状 (診療情報提供書) □ 検査結果 □ 画像データ (フィルム、報告書など) □ その他

セカンドオピニオンを受けるにあたっての整理メモ

現在の主治医の意見（ファーストオピニオン）	
これまでの経過や今の状況	
知りたいこと・聞きたいこと	
自分の希望・大切にしたいこと	

セカンドオピニオン担当医の意見

診断について	
検査について	
治療法について	
再発について	
その他	

① がんと診断されてから治療が始まるまで

〈診断結果等の貼付欄〉

〈診断結果等の貼付欄〉

わたしの治療ノート

どのような治療方法を選択するにせよ、患者本人やそのご家族が、その治療内容について、科学的根拠（エビデンス）に基づいた情報によって説明を受けること、きちんと理解・同意した上で進めることは、とても大切です。

がんの三大治療

現時点で「がん」に対する治療としては、①手術療法、②放射線療法、③薬物療法が3つの大きな柱です。がん経験者のほとんどが、この三大治療のいずれかを受けています。

- がん、およびその周辺組織の全部または一部を切除する治療法

手術療法

状況に応じて複数の治療法を組み合わせて実施することが治療効果の向上につながる

がんの三大治療

放射線療法

薬物療法（抗がん剤など）

- がんおよび周辺組織に放射線を当てたり、小さな放射線源をがん近くの体内に埋め込むことで、がん細胞を破壊してがんの消滅させたりする

- 抗がん剤などを点滴や静脈内注射などで投与し、細胞の増殖を抑えたり、成長を遅らせる、転移や再発の防止などに用いられる
- 抗がん剤や分子標的薬などの化学療法以外に、ホルモン剤など乳がんや前立腺がんなどの治療に用いられる

日本の治療別割合

🔗 リンク
費用の目安→『がんとお金の本』P49〜

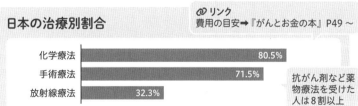

- 化学療法　80.5%
- 手術療法　71.5%
- 放射線療法　32.3%

抗がん剤など薬物療法を受けた人は8割以上

対象：377施設のがん診療連携拠点病院における患者あるいは家族計2,273件（複数回答有）
出所：篠原出版新社『がん放射線治療法2010』

治療するにあたって、大切にしたいこと ----------

　治療には、それぞれメリット・デメリットがあります。どの方法を選択するか、家族・仕事・将来のことなど、自分が大切にしたいことや優先させたいことが何かによって変わる可能性もあります。

大切にしたいこと、優先させたいこと
(例)治療をしながら仕事も継続させたい 　　　子どもが小さいので、入院期間をできるだけ短くしたい 　　　治療は、通院で行いたい　など

① がんと診断されてから治療が始まるまで

勧められた治療法の整理

主治医から勧められた治療法について、それぞれ期待される効果や副作用・後遺症などを書き出して、比較しながら検討してみましょう。

治療法1

期待される効果

副作用や後遺症

その他、気になること

治療法2

期待される効果

副作用や後遺症

その他、気になること

治療を受ける医療機関等①

医療機関名	
診療科	
担当医	
看護スタッフ	
住所	
TEL	
夜間緊急連絡先	
交通機関・最寄駅など	
通院開始日	年　　　　月　　　　日
入院期間	年　　月　　日～　　年　　月　　日
緩和ケア病棟の有無	□ 有　　　□ 無

治療を受ける医療機関等②

相談支援センターや相談室などの有無		□ 有　　□ 無
名称		
受付時間	〜	
場所		
担当者		
連絡先		

がんサロン・患者会などの有無		□ 有　　□ 無
名称		
受付時間	〜	
場所		
担当者		
連絡先		

医療機関周辺の宿泊施設の有無		□ 有　　□ 無
宿泊施設名		
予約先		
宿泊料金		円

① がんと診断されてから治療が始まるまで

がん治療の全体的なイメージ

　がんは、胃がんや乳がんなどかたまりを作る固形がんと、白血病などの血液の病気やリンパ腫など固形がん以外のものに分けられます。

　がん治療は、がんの種類と病期（ステージ）によって異なりますが、手術療法や薬物療法などを、単独で行うのではなく、種類や進行度に応じて組み合わせる場合がほとんどです（「集学的治療」といいます）。

　治療法の組み合わせによって、副作用や治療期間も異なりますので、決める際には、ご自分の希望や状況を踏まえ、主治医とよく相談することが大切です。

　さらに治療中は、痛みなどのさまざまな症状や副作用に対応するため支持療法（緩和ケア）も行われます。

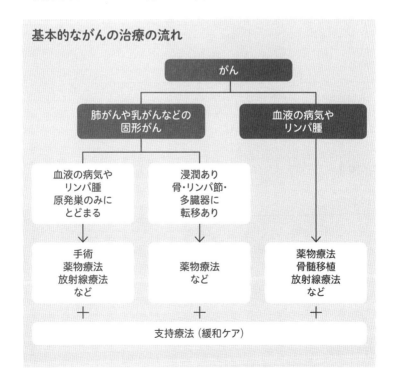

第1章……がんとわたしノート

これから受ける治療の流れ①

薬物療法（術前治療）	期間等	年　　月　　日　～　　月　　日まで
	治療の内容	(例)術前治療は抗がん剤などの薬物療法なので、必要なし

▼

放射線療法（術前治療）	期間等	年　　月　　日　～　　月　　日まで
	治療の内容	

▼

手術療法（手術）	期間等	年　　　　月　　　　日
	治療の内容	

① がんと診断されてから治療が始まるまで

これから受ける治療の流れ②

薬物療法（術後治療）	期間等	年　　月　　日　〜　　月　　日まで
	治療の内容	

▼

放射線療法（術後治療）	期間等	年　　月　　日　〜　　月　　日まで
	治療の内容	

▼

ホルモン療法（術後治療）	期間等	年　　月　　日　〜　　月　　日まで
	治療の内容	

これから受ける治療の流れ (その他) _{乳房再建術など}

期間等	年　　月　　日　〜　　月　　日まで
治療の内容	

▼

期間等	年　　月　　日　〜　　月　　日まで
治療の内容	

▼

期間等	年　　月　　日　〜　　月　　日まで
治療の内容	

これから受ける治療の内容について

記入日	年　　　　月　　　　日
治療名	(例)温存乳房照射
治療の内容	
日程	年　　月　　日〜　　年　　月　　日
治療の目標	
予想される 合併症・後遺症 など	
担当の医師など	
注意すること	
費用の目安	円
就業の可否・ 生活への影響など	□ 可　　□ 不可
その他 気になること	

※必要な分をコピーしてお使いください。

これから受ける治療の内容について

記入日	年　　　　月　　　　日
治療名	
治療の内容	
日程	年　　月　　日～　　　年　　月　　日
治療の目標	
予想される 合併症・後遺症 など	
担当の医師など	
注意すること	
費用の目安	円
就業の可否・ 生活への影響など	□ 可　　　□ 不可
その他 気になること	

※必要な分をコピーしてお使いください。

治療前の準備ノート

だれしも仕事や家事、育児、介護、ペットのお世話など、社会や家庭の中で担っている役割があります。治療が始まると、これらを他の人に代わってもらわなければならないかも…。自分自身や周囲の人が困らないよう、治療前に伝えておきたいことを整理しておきましょう。

☑ がんと診断されてから治療が始まるまでのチェックリスト

がんの診断
↓
病状の理解
- □ 病気に関する説明を十分に理解したか?
- □ 検査の予定について理解したか?
- □ 不安や疑問に思ったことを主治医に確認したか?
- □ 再発・転移の可能性を確認したか?

↓
治療法の選択・決定
- □ 治療の目的や効果、副作用を十分に理解したか?
- □ 治療法を納得して選択できたか?
- □ 信頼できる情報は集められたか?

↓
治療の準備
- □ 治療開始後の予定も理解したか?
- □ 周囲の人に伝えておくことを整理したか?
- □ 治療にかかる費用の目安[*1]を確認したか?
- □ 保険や各種制度の必要な手続き[*2]を確認したか?

↓
治療開始

🔗 リンク
*1 費用の目安➡『がんとお金の本』P49〜
*2 必要な手続き➡『がんとお金の本』P89〜

治療前に伝えておきたいこと

記入日	年　　　　月　　　　日

家族に伝えること、頼むこと

(例) 入院中の子どもの世話
- ☐
- ☐
- ☐

友人に伝えること、頼むこと

- ☐
- ☐
- ☐

職場の人に伝えること、頼むこと

- ☐
- ☐
- ☐

親戚に伝えること、頼むこと

- ☐
- ☐
- ☐

(　　　　　　　)さんに伝えること、頼むこと

- ☐
- ☐
- ☐

(　　　　　　　)さんに伝えること、頼むこと

- ☐
- ☐
- ☐

❷ 入院治療について

入院の準備ノート

　入院生活での必需品は、病院の入院案内パンフレットやホームページなどにも掲載されていますので、参考にしながら準備しましょう。必要なものを早めにそろえておくと安心です。

持ち物を準備する際のポイント

　事前に持参するものを準備しておくのがベストですが、治療前後に必要になるものや日用品の多くは、病院内の売店でも購入できます。また、結局は使わなかったり、代用品で間に合うこともありますので、必要最低限にとどめておくほうが無難です。

　症状に合わせて特別に用意すべき物があれば、看護師などから事前に説明があるはずです。

入院前に注意すべきこと

　入院日が近づいてくると不安が募るものです。心身の調子を整えるためにも、食事や睡眠は十分にとるように心がけましょう。趣味や好きなことなどに取り組めば、よい気分転換になるかもしれません。

　また、手術が全身麻酔となる場合は、喫煙を控えておくこと。痰が増えるため、術後に肺炎や感染症などの合併症を起こす危険が高まるからです。

　患者の体調を把握するために、医療者は、顔色や爪の色を確認します。入院前にマニュキュアやネイルアートの除去も忘れずに。また、入院中もお化粧は控えておきましょう。

📋 入院時の持ち物チェックリスト

必ず必要なもの

☐ 診察券（カード）　　☐ 健康保険証　　☐ 入院誓約書[*1]　　☐ 印鑑
☐ 外来で出されている薬と薬のリスト
☐ 限度額適用認定証（必要なとき）
☐ 食事療養費の標準負担額減額認定証（必要なとき）[*2]

生活用品（病院の売店で購入可能な場合もあるので、事前に確認しましょう）

☐ パジャマ（吸湿性がよく、前開きでゆったりとしているもの）
☐ パジャマの上に羽織れるもの（ガウン、カーディガン、前開きのベストなど）
☐ タオル類（バスタオル、フェイスタオルなど、多めに）
☐ 下着・靴下類（ゆったりサイズを）
☐ スリッパ（滑りにくいもの、室内履きでも可）
☐ 洗面用具（洗顔石けん、歯ブラシ、くし、鏡、コップ、綿棒、爪切りなど）
☐ 入浴用品（石けん、シャンプー、リンスなど）
☐ 食事用具（湯飲み、曲げられるストロー、はし、スプーン、フォーク）
☐ ハンガー、洗濯ばさみ（洗濯ができるようなら洗剤も）
☐ ティッシュペーパー、ウェットティッシュ、輪ゴム、ビニール袋、マスクなど
☐ ノート、筆記用具（日記やお見舞い品などを記録しておくと便利）
☐ 病院でもらった書類などを入れるファイル、封筒など
☐ 現金（盗難の恐れがあるので、大金は持っていかないほうがよい）
☐ 時計

必要に応じて持っていきたいもの

☐ 眼鏡、眼鏡ケース、手帳、住所録
☐ 衛生用品（生理用品など）
☐ リップクリーム、乳液など（無香料のもの）
☐ 本、雑誌
☐ ラジオ、CD・DVDプレーヤー、パソコン、充電器など
　（使用できるかどうか病院に確認が必要です）
☐ イヤホン、ヘッドホン（病室のテレビを見るときに使用）、耳栓
☐ 運動靴、ジャージーなど（散歩用）
☐ 小さなかばん（院内での買い物などに便利）
☐ 加湿器（持ち込み可能か要確認）

その他

[*1]　入院保証金（10万円など）が必要な場合があります。
[*2]　食事療養費は、所得によって減額を受けることができ、そのためには「標準負担額減額認定証」が必要です。

② 入院治療について

わたしの入院ノート

　一口に入院といっても、検査入院やがん以外の疾病等の治療のための入院などさまざまです。入院中の生活に慣れるためにも必要な情報を整理しておきましょう。

今回の入院の予定について

記入日	年　　　　　月　　　　　日
入院期間	年　　　月　　　日〜　　月　　　日（　　日間）
入院の目的	入院の目的は、がん保険など保険金・給付金請求の際にも必要です。
担当医	
担当看護スタッフ	
生活上の注意点	
費用の目安	万円
その他 （必要書類など）	

今回の入院の予定について

記入日	年　　　　月　　　　日
入院期間	年　　月　　日～　　月　　日（　　日間）
入院の目的	
担当医	
担当看護スタッフ	
生活上の注意点	
費用の目安	万円
その他 （必要書類など）	

入院で 気になる点など	

② 入院治療について

入院時の治療や体調の記録

入院中は、受けた治療や検査の内容とその結果、食欲や睡眠、日常生活の様子を書きとめておきましょう。

がん患者は平均どれくらい入院しているか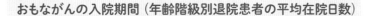

医療技術などの進歩や医療費抑制の国の施策などで、入院は短期化の傾向にあります。ただし、がんの種類や病期（ステージ）によっては、入院が長期にわたる可能性もあります。

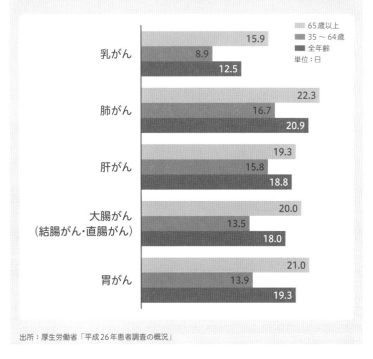

おもながんの入院期間（年齢階級別退院患者の平均在院日数）

出所：厚生労働省「平成26年患者調査の概況」

治療経過表

月　　日 (天気　　)	
今日の気持ち	レベル　☺　😐　☹
今日の治療	
今日の検査	
今日の症状	(体温　　度)
今日の食事	朝　　昼　　夜　　おやつ
今日の便通	回
医師や看護師に確認したこと・気になること	
その他	

月　　日 (天気　　)	
今日の気持ち	レベル　☺　😐　☹
今日の治療	
今日の検査	
今日の症状	(体温　　度)
今日の食事	朝　　昼　　夜　　おやつ
今日の便通	回
医師や看護師に確認したこと・気になること	
その他	

全部、半分、1/3など、食べた量を記入

※必要な分をコピーしてお使いください。

② 入院治療について

治療経過表

月　　　日（天気　　　）	
今日の 気持ち	レベル　😊　😐　☹
今日の 治療	
今日の 検査	
今日の症状	
（体温　　　度）	
今日の 食事	朝　　　昼 夜　　　おやつ
今日の 便通	回
医師や看護師に 確認したこと・気になること	
その他	

月　　　日（天気　　　）	
今日の 気持ち	レベル　😊　😐　☹
今日の 治療	
今日の 検査	
今日の症状	
（体温　　　度）	
今日の 食事	朝　　　昼 夜　　　おやつ
今日の 便通	回
医師や看護師に 確認したこと・気になること	
その他	

※必要な分をコピーしてお使いください。

治療経過表

月　　　日 (天気　　　)	
今日の気持ち	レベル　😊　😐　☹
今日の治療	
今日の検査	
今日の症状	
(体温　　　度)	
今日の食事	朝　　　昼 夜　　　おやつ
今日の便通	回
医師や看護師に 確認したこと・気になること	
その他	

月　　　日 (天気　　　)	
今日の気持ち	レベル　😊　😐　☹
今日の治療	
今日の検査	
今日の症状	
(体温　　　度)	
今日の食事	朝　　　昼 夜　　　おやつ
今日の便通	回
医師や看護師に 確認したこと・気になること	
その他	

※必要な分をコピーしてお使いください。

② 入院治療について

退院後の生活や今後の予定

　通常、退院後の生活については、主治医や看護師から入院中に説明があります。わからないことや不安に感じることがあれば、事前に整理しておきましょう。

退院後の生活をスムーズに行うために

　手術などが無事成功し退院すると、周囲の人にもうすっかり元の状態に戻ったのだと誤解されて困惑してしまうことがあります。

　ところが、退院しても、手術などの傷痕が完全に治りきっていなかったり、身体機能の一部に不自由が残ったりする人もいます。また、免疫力の低下や倦怠感などによって以前とは同じ状態に戻れず、家事や育児、仕事や職場に復帰しても十分に動けないかもしれません。

　それでも、外見は健康な人と同じように見えるので、どのように辛いのかを、周囲の人が理解できないことも多々あるようです。

　このような時にはまず、自分から働きかけることが大切です。たとえば、乳がんの手術を受けたために腕が上がりにくいのであれば、「高いところの物を取るときや洗濯物を干すときには手伝ってほしい」と具体的に伝えてみます。

　わかってほしいことや協力してほしいことがあったら、少しずつ話してみましょう。それが周囲の理解につながるはずです。

　とくに、がん患者のご家族は、「第二の患者」とも言われるように、患者ご本人と同程度のストレスを受けている場合もあります。患者本人からも「入院中は心配や不自由をかけてごめんね」などと言葉をかけて、お互いをいたわり合うことも大切ではないでしょうか。

☑ 退院前に聞いておきたいことチェックリスト

□ 創部（傷）について、注意することは？

□ 日常生活において、してはいけないことは？

□ 日常生活において、注意することは？
（食事、運動、家事、育児、入浴、外出、旅行、仕事など）

□ 職場復帰はいつから？

□ 仕事やほかの活動への影響は？

□ 配偶者・パートナーとのコミュニケーション・性生活で注意することは？

□ リハビリテーションの必要は？

□ 退院後の生活で注意すべき症状は？

□ その症状が出たら？（すぐに受診する、様子を見るなど）

□ 緊急時の連絡先は？

□ その他（　　　　　　　　　　　　　　　　　　　　　）

退院後の生活で注意すること

記入日	年　　　　月　　　　日

日常生活で注意すること

仕事・職場で気をつけること

すぐ連絡したほうがよい症状

注意の必要な症状

緊急時の連絡先

※必要な分をコピーしてお使いください。

退院後の生活で注意すること

記入日	年　　　　月　　　　日

日常生活で注意すること

仕事・職場で気をつけること

すぐ連絡したほうがよい症状

注意の必要な症状

緊急時の連絡先

※必要な分をコピーしてお使いください。

今後の治療・検査の予定について

記入日	年　　　　月　　　　日

時期	
治療・検査の内容など	

▼

時期	
治療・検査の内容など	

▼

時期	
治療・検査の内容など	

※必要な分をコピーしてお使いください。

今後の治療・検査の予定について

記入日	年　　　　　月　　　　　日

時期	
治療・検査の内容など	

▼

時期	
治療・検査の内容など	

▼

時期	
治療・検査の内容など	

※必要な分をコピーしてお使いください。

わたしの手術ノート

　手術は、がんの根治を目指す治療法の代表格です。
　一般的には、原発巣（細胞ががん化して腫瘍を作った最初の臓器）を取り除くために行われますが、脳や肺、肝臓などの転移に対して症状を緩和する目的で行われることもあります。

☑ 手術を受ける前に知っておきたいことチェックリスト

☐ 手術の目的は
　「根治的手術」or「姑息的手術」*のどちらか？

☐ 切除する予定の臓器の部位の大きさ、リンパ節など
　周辺の切除の範囲は？

☐ 術前・術後の補助療法の有無とその内容は？

☐ 感染症や出血など、手術や麻酔にともなうリスクは？

☐ 術後の生活についての確認は？
　（いつから歩けるか？　仕事に戻れるのかなど）

☐ 手術に耐えられる体力があるか？

☐ 手術以外の選択肢の有無とその内容・効果については？

＊すべてのがんを取り除くことができると考えられる場合を「根治的手術」、一部分しか取り除くことができない場合を「姑息的手術」といいます。

今回の手術について（術前説明）

記入日	年　　　　月　　　　日
実施予定日	年　　　　月　　　　日
説明した人	主治医（　　　　　）　担当医（　　　　　） その他（　　　　）
説明を受けた人	本人 家族（　　　　）　その他（　　　　　）
一緒に 説明を受けた人	家族（　　　　）　その他（　　　　　）
執刀医師名	
麻酔科医師名	
手術の目的	
手術内容（術式、摘出部位、麻酔・手術にともなうリスク・後遺症など）	
その他	

② 入院治療について

術前の補助療法（抗がん剤、放射線治療など）

記入日	年　　　　月　　　　日
術前の補助療法の有無	□ 有　　□ 無

その目的・内容・医師からの説明など

その他

気になる点など

- □
- □
- □
- □

術後の治療方針

記入日	年　　　　月　　　　日

その目的・内容・医師からの説明など

その他

気になる点など

- ☐
- ☐
- ☐
- ☐

術後の説明について

記入日			年	月	日
入院日		手術日			
手術開始・終了時間					
執刀医		麻酔医			

手術前に執刀医より受けた説明について	摘出部位	
	摘出の結果	
	術中病理診断の結果	
術後の治療計画について	術後補助療法の実施	（薬物療法、放射線治療法、ホルモン療法など）
	入院して継続治療	
	外来での通院治療	
	治療内容について	
	予定治療期間	
その他	補完代替医療の併用など	

術後の経過について

記入日	年　　　　　月　　　　　日
術後の痛み	
痛みへの対応	
食事	
離床・歩行	
その他	

わたしの薬物療法ノート

　薬物療法は、抗がん剤などの薬物によってがんの増殖を止めたり、がんそのものを殺したりする治療法です。

　手術や放射線治療が、限定された部分にとどまっているがんに有効な「局所治療」であるのに対し、薬物療法は、広い範囲に散らばっているがんにも有効に働く「全身治療」となります。

☑ 薬物療法に受ける前に知っておきたいことチェックリスト

☐ 薬物療法の目的は？

☐ 期待できる効果については？

☐ 投与計画については？

☐ 副作用の程度・頻度、合併症、後遺症などは？

column

「化学療法」と「薬物療法」は違うの?

　薬物療法は、「抗がん剤治療」や「化学療法」という名称で呼ばれることもありますが、1990年以降、これまでの「抗がん剤」といわれる種類の薬物に加えて、分子標的薬などの、がんの発育に関与する標的をたたく薬物が多く世に出るようになってきました。そのため、従来の抗がん剤と新たな分子標的薬を含めた薬物による治療を総称して、「薬物療法」という言い方をしています。

使用にあたって

記入日	年　　　　月　　　　日
がんの種類、広がり、現在の詳しい病状	
説明した人	主治医（　　　　　　）　担当医（　　　　　　） その他（　　　　　）
説明を受けた人	本人 家族（　　　　　）　その他（　　　　　　）
一緒に 説明を受けた人	家族（　　　　　）　その他（　　　　　　）
担当医師名	
使用の目的	
□ 治癒・寛解を目指す □ がんを縮小して手術を確実に行う □ 再発予防 □ 症状緩和や延命効果	
期待される効果	
予想される副作用の程度・頻度	

② 入院治療について

投与計画

記入日	年　　　　月　　　　日
薬剤名 (商品名／一般名)	
投与方法	
用法	
投与量 (用量)	
入院の有無	□ 有　　□ 無
1コース期間	
総コース数	
治療期間	月　　日〜　　月　　日(　　ヵ月)
費用の目安	1コース当たり　　　　万円×　　　　コース 使用する薬剤の種類や身長・体重によって費用は異なる
併用する 治療法の有無	□ 有　　□ 無
併用する治療法の目的・内容・医師からの説明など	

予想される副作用とその対処法

記入日	年　　　　月　　　　日
おもな副作用	
後遺症	
対処法	
その他	

気になる点など	

抗がん剤等の実施記録

担当医	

回	照射日	抗がん剤名	出現した副作用
回目			
回目			
回目			
回目			
回目			
回目			
回目			
回目			
回目			
回目			
回目			
回目			
回目			
回目			
回目			

回	投与日	抗がん剤名	出現した副作用
回目			
回目			
回目			
回目			
回目			
回目			
回目			
回目			
回目			
回目			
回目			
回目			
回目			
回目			
回目			
回目			
回目			

② 入院治療について

薬物療法を行うにあたって欠かせないのが、「レジメン」と呼ばれる処方箋。どの薬をどんな順番でどのくらいの量を投与するのか、また副作用が想定される場合は、副作用を抑える薬をどのタイミングで投与するのかといった具体的なスケジュールをまとめたものです。がんの薬物療法は、通常このレジメンに沿って行われます。

〈レジメン等の貼付欄〉

（レジメン等の貼付欄）

抗がん剤治療終了後の治療計画

記入日		年　　　　月　　　　日
術後補助療法 (放射線療法、 ホルモン療法、 温熱療法など) の実施に関して	実施の有無	□ 有　　□ 無
	治療の内容	
入院して 継続治療		
外来での 通院治療		
治療内容		
予定治療期間		年　　月　　日～　　年　　月　　日
補完代替医療の 併用		
その他		

ホルモン療法

がんの種類によっては、特定のホルモンでがんの増殖が促進されることがあり、そのホルモンの分泌が止まると、がんも縮小します。このしくみを利用してがんの増殖を抑える治療法のことをホルモン療法といいます。

ホルモン療法の対象となるおもながん

乳がん　　　　　前立腺がん　　　　　子宮体がん

ホルモン療法の治療計画①

記入日	年　　　　月　　　　日
処方薬名	
投与方法	
治療間隔	週間／　　　ヵ月ごと
予定治療期間	年

② 入院治療について

ホルモン療法の治療計画②

使用の目的	
期待される効果	
予想される副作用の程度・頻度	
費用の目安	5〜10年間と長期にわたるので月単位または1年単位の費用をチェック
その他	

副作用および対応について

出現日	副作用の症状	対処法・記録など
月　　　日	(例)吐き気	(例)制吐剤の投与
月　　　日		
月　　　日		
月　　　日		
月　　　日		
月　　　日		
月　　　日		
月　　　日		
月　　　日		
月　　　日		
月　　　日		
月　　　日		
月　　　日		

わたしの放射線療法ノート

放射線療法は、X線やγ線など高エネルギーの放射線をがん細胞に照射する治療法です。この治療法は、最も効果的な線量*を一定の間隔をあけて、複数回がん細胞に照射し、がん細胞を死滅させます。

＊放射線療法の治療の目的となる生体内の組織での吸収線量を表す単位。グレイ（Gy）という単位が使われます。

☑放射線療法に受ける前に知っておきたいことチェックリスト

□ 放射線療法の目的は？

□ 期待できる効果については？

□ 照射計画については？（期間・回数など）

□ 副作用の程度・頻度、合併症、後遺症などは？

「切らずに治す」先進医療の可能性
～粒子線治療～

最先端の放射線治療として、最近注目を集めているのが、重粒子線や陽子線を使った「粒子線治療」です。従来の放射線治療では、体の深部にあるがんの治療が難しかったり、がんの前後にある正常な組織も傷つけてしまったりするのがデメリットでした。一方、粒子線は、体の深部でもピンポイントでエネルギーを最大に放出でき、がん細胞のみを治療できる画期的な治療法です。ただし、がんの種類や場所によっての効果は異なり、すべてのがんに効くことが証明されているわけではありません。費用は全額自己負担で300万円前後かかりますが、2016年4月から、小児がんの陽子線治療と骨軟部腫瘍の重粒子線が保険適用になっています。

使用にあたって

記入日	年　　　　月　　　　日

がんの種類、広がり、現在の詳しい病状

説明した人	主治医（　　　　　　　）　担当医（　　　　　　　） その他（　　　　　　　）
説明を受けた人	本人 家族（　　　　　　　）　その他（　　　　　　　）
一緒に 説明を受けた人	家族（　　　　　　　）　その他（　　　　　　　）
担当医師名	

使用の目的
□ 治癒・寛解を目指す □ がんを縮小して手術を確実に行う □ 再発予防 □ 症状緩和や延命効果

期待される効果

予想される副作用の程度・頻度

② 入院治療について

照射計画

記入日	年　　　　月　　　　日
入院の有無	□ 有　　□ 無
照射開始日	年　　　　月　　　　日
照射量	グレイ
予定照射回数	
治療間隔	
治療期間	
費用の目安	円
併用する治療法の有無	□ 有　　□ 無
併用する治療法の目的・内容・医師からの説明など	
その他	

照射1回あたりの費用と照射回数などをチェック

放射線治療が給付金の対象（手術給付金に含まれる場合あり）となる民間保険もあるので、総放射線量などの条件を確認しよう。

予想される副作用とその対処法

記入日	年　　　　月　　　　日
おもな副作用	
後遺症	
対処法	
その他	

気になる点など	

放射線療法の実施記録

担当医	

回	投与日	線量	出現した副作用
回目			
回目			
回目			
回目			
回目			
回目			
回目			
回目			
回目			
回目			
回目			
回目			
回目			
回目			

※必要な分をコピーしてお使いください。

回	投与日	線量	出現した副作用
回目			
回目			
回目			
回目			
回目			
回目			
回目			
回目			
回目			
回目			
回目			
回目			
回目			
回目			
回目			
回目			

※必要な分をコピーしてお使いください。

放射線治療終了後の治療計画

記入日		年　　　　月　　　　日	
術後補助療法 (ホルモン療法、 温熱療法など) の実施に関して	実施の有無	□ 有　　□ 無	
	治療の内容		
入院して 継続治療			
外来での 通院治療			
治療内容			
予定治療期間			
補完代替医療の 併用			
その他			

副作用および対応について

出現日	副作用の症状	対処法・記録など
月　日	(例)照射部位の 　　粘膜の炎症	(例)軟膏などを処方
月　日		
月　日		
月　日		
月　日		
月　日		
月　日		
月　日		
月　日		
月　日		
月　日		
月　日		
月　日		

② 入院治療について

〈治療計画等の貼付欄〉

〈治療計画等の貼付欄〉

わたしの補完代替療法ノート

　補完代替療法は、がんを治療する目的で行われる医療を補ったり、その代わりに行う医療のことです。

　補完代替療法の効果は、抗がん剤の副作用の軽減、がんの縮小、がんの進行抑制、延命効果、体調の回復、痛みの緩和などがあります。一方で、科学的根拠（エビデンス）や実績データがないものも多く見受けられます。

　利用する前には、必ず医師や看護師などに相談し、その療法の有効性や安全性、メリット、デメリット、対費用効果など、十分に検討するようにしましょう。

☑ 補完代替療法を受ける前に知っておきたいことチェックリスト

🔗 リンク
補完代替医療➡『がんとお金の本』P61～

- [ ] その治療法の目的は？

- [ ] 期待できる効果については？

- [ ] 安全性の評価、どのような保障があるのか？

- [ ] 現在受けているがん治療への影響は？

- [ ] その治療法に関する医師や看護師の意見は？

- [ ] 医療機関のサポートを受けられるか？

- [ ] 費用の目安（保険適用の有無）は？

補完代替療法の内容

記入日	年　　　　月　　　　日
治療法	
治療を行う医療機関等	
期待される効果	
治療間隔／治療期間	
費用の目安	円
その他・注意点など	

補完代替療法の内容

記入日	年　　　　月　　　　日
治療法	
治療を行う医療機関等	
期待される効果	
治療間隔／治療期間	
費用の目安	円
その他・注意点など	

わたしの緩和ケアノート

 がんの治療中には、いろいろな要因で痛みを起こすことがあります。痛みの緩和は、がん治療に必要な体力を温存する上でとても大切です。ただし、痛みの強さや感じ方は個人差が大きく、がんの進行と連動するものではありません。

痛みの緩和の目標

 緩和ケアの目標は、ガイドラインによって定められ、鎮痛薬の効果や副作用等によって段階的に進められます。

がん疼痛治療の目標

第一目標	痛みに妨げられない夜間の睡眠
第二目標	安静時の痛みの消失
第三目標	体動時の痛みの消失

出所:「がん疼痛の薬物療法に関するガイドライン2014年版」(日本緩和医療学会)

痛みの伝え方

 痛みは、採血などの検査ではわかりません。自分から訴える必要があります。医療者と患者が良いコミュニケーションを持てるかどうかによって、痛みの緩和に対して円滑に治療が進められるかが決まります。最低限、次の3点を中心に上手に痛みを伝えるようにしましょう。

☐ 痛みの部位
☐ 痛みの強さ
☐ 痛みの種類、感じ方

痛みを表すスケール（ものさし） NRS（Numeric Rating Scale）

0〜10で痛みの強さを表す
「10を最大の痛みとした場合、今の痛みはどのあたりですか？」

NSRは、痛みの強さを表すものさしです。とくに鎮痛薬を使用した前後で痛みの強さがどのように変わったかをメモしておくといいですね。

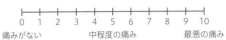

0：まったく痛みがない　1〜3：少し痛い　4〜6：かなり痛い　7〜10：とても痛い

痛みを伝える表現例

痛みはいつから、痛みの出たきっかけ	○週間前から、○日前から、○時間前から、長時間歩いた後から、重いものを持った時から、転んだ時から
どんな時に痛みが強くなるか	動いた時、長時間座った時、寝返りを打った時、呼吸をする時、触れた時、いつでも
どんな時に痛みが楽になるか	じっとしている時、横になっている時、座っている時、お風呂に入っている時
痛みの種類、感じ方	うずく、刺すように、しめつけるように、だるい、しびれる、冷たい／熱い、ズキズキ、キリキリ、チクチク、ピリピリ、ヒリヒリ
痛みの影響	眠れない、食欲が出ない、動けない、不安になる、イライラする
痛み止めの効果	よく効いている、少し効いている、途中で効き目が切れる、だんだん効かなくなってきている、効かない（痛みの強さは変わらない）
痛み止めの副作用	吐き気、便秘、眠気、胃の痛み

＠リンク
緩和ケア➡『がんとお金の本』P83〜

出所：「ロハス・メディカル」2011年06月号（vol.69）

痛みの記録（該当する箇所に印をつけてみましょう）

月／日	痛みが強いときに使う頓用薬（レスキュー）の使用	
	使った時間	使用前後の痛みの変化と効用
（例） 10/20	AM　11：00 PM　　：	前　0 ────⑦──── 10（5付近） 後　0 ──①── 5 ──── 10
	AM　　： PM　　：	前　0 ──── 5 ──── 10 後　0 ──── 5 ──── 10
	AM　　： PM　　：	前　0 ──── 5 ──── 10 後　0 ──── 5 ──── 10
	AM　　： PM　　：	前　0 ──── 5 ──── 10 後　0 ──── 5 ──── 10
	AM　　： PM　　：	前　0 ──── 5 ──── 10 後　0 ──── 5 ──── 10
	AM　　： PM　　：	前　0 ──── 5 ──── 10 後　0 ──── 5 ──── 10
	AM　　： PM　　：	前　0 ──── 5 ──── 10 後　0 ──── 5 ──── 10
	AM　　： PM　　：	前　0 ──── 5 ──── 10 後　0 ──── 5 ──── 10

※必要な分をコピーしてお使いください。

吐き気	眠気	排便	睡眠
(あり) なし	あり (なし)	(硬) 普通 軟	眠れる (眠れない)
あり なし	あり なし	硬 普通 軟	眠れる 眠れない
あり なし	あり なし	硬 普通 軟	眠れる 眠れない
あり なし	あり なし	硬 普通 軟	眠れる 眠れない
あり なし	あり なし	硬 普通 軟	眠れる 眠れない
あり なし	あり なし	硬 普通 軟	眠れる 眠れない
あり なし	あり なし	硬 普通 軟	眠れる 眠れない
あり なし	あり なし	硬 普通 軟	眠れる 眠れない

※必要な分をコピーしてお使いください。

② 入院治療について

❸ 療養生活について

わたしの診察ノート

　がん治療がある程度落ち着いた後は、徐々に日常生活に戻っていきます。ただ、検査のために通院したり、がん治療以外に心身のバランスを崩したりして、受診することもあります。その際の診察の様子や質問したいことを整理して、今後の生活に役立てるとよいでしょう。

　がんは、多様な病気ですので、一口にがん治療といっても、さまざまな段階があり、生じる問題や悩みも多種多様です。

　がんの疑いで受診してから、療養・経過観察に至るまで、多くの医療スタッフが私たちをサポートしてくれています。また最近では、病院外部の専門家と連携する取り組みも行われています。

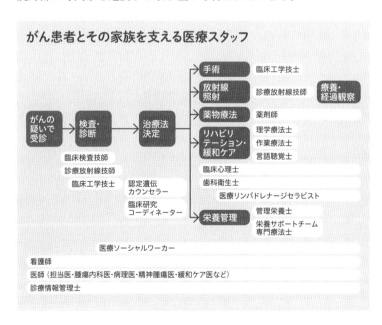

がん患者とその家族を支える医療スタッフ

診察について

記入日	年　　　　月　　　　日

受診時に確認しておきたいこと	日付	病状や気になっていること

担当医からの説明	受診日	年　　　　月　　　　日
	受診科	
	受診内容	
	受けた検査内容	
	経過説明	
	質問・疑問への答え	
	その他	生活する上での注意点など
	次回診察日	年　　　月　　　日　　　時〜

診察を終えて

※必要な分をコピーしてお使いください。

③ 療養生活について

診察について

記入日	年　　　　月　　　　日

受診時に確認しておきたいこと	日付	病状や気になっていること

担当医からの説明	受診日	年　　　　月　　　　日
	受診科	
	受診内容	
	受けた検査内容	
	経過説明	
	質問・疑問への答え	
	その他	
	次回診察日	年　　月　　日　　時〜

診察を終えて

※必要な分をコピーしてお使いください。

診察について

記入日	年　　　　月　　　　日

受診時に確認しておきたいこと	日付	病状や気になっていること

担当医からの説明	受診日	年　　　　月　　　　日
	受診科	
	受診内容	
	受けた検査内容	
	経過説明	
	質問・疑問への答え	
	その他	
	次回診察日	年　　　月　　　日　　　時～

診察を終えて

※必要な分をコピーしてお使いください。

③ 療養生活について

担当医以外の専門家から受けた説明

薬剤師、栄養士、相談支援センターなど

記入日		年　　　月　　　日

日付	受けた人	内容
（例）3月1日	栄養士の○○さん	胃がふさくなっているので、食事は1日5、6回に分けて少しずつとる
（例）5月1日	薬剤師の○○さん	ホルモン剤の服用により関節痛や頭痛などの副作用がでる場合がある。症状が気になるときは相談すること。

※必要な分をコピーしてお使いください。

第1章……がんとわたしノート

担当医以外の専門家から受けた説明

薬剤師、栄養士、相談支援センターなど

記入日		年　　　月　　　日

日付	受けた人	内容

※必要な分をコピーしてお使いください。

③ 療養生活について

がん告知前後の生活の変化

　少しずつ、がんと告知される前の生活に戻ってくるものですが、すべてが元通りというわけにはいきません。以前に比べてできなくなることや、ハードルが高くなることもあるでしょう。そして、そんな状況にイライラしたり、もどかしく感じたり…。

　このようなとき、生活の中で、あなたが大切にしたいと考えているものに優先順位をつけたり、書き出してみたりすることで、現在のあなたの状況が整理できるかもしれません。

　治療のことが一日の大半を占めてしまいがちですが、ちょっとした楽しみやリフレッシュできる時間をつくって、QOL（生活の質）を維持することも大切です。

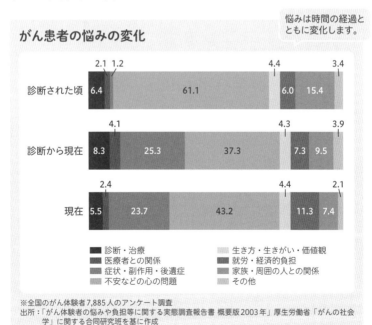

悩みは時間の経過とともに変化します。

※全国のがん体験者7,885人のアンケート調査
出所：「がん体験者の悩みや負担等に関する実態調査報告書 概要版2003年」厚生労働省「がんの社会学」に関する合同研究班を基に作成

あなたが大切にしたいこと

自分が続けたいこと、これから取り組んでみたいこと

(例)同じような立場の人と交流を持ちたい

気がかりなこと、心配なこと

(例)入院や通院中の家事や育児をどうするか

自分が工夫できること、周りの人に工夫してもらいたいこと

(例)体調が悪いときは、家事・育児・仕事を無理しない

※必要な分をコピーしてお使いください。

③ 療養生活について

がん告知前後の生活の変化（告知前）

告知前後で比較してみよう！

記入日	年　　　　月　　　　日
気持ち	
食生活	
体重	kg
体質	
運動	
家族との関係	
友人・知人との関係	
仕事	
趣味・社会活動・ボランティア	
将来について	

がん告知前後の生活の変化（告知後）

記入日	年　　　　月　　　　日
気持ち	
食生活	
体重	kg
体質	
運動	
家族との関係	
友人・知人との関係	
仕事	
趣味・社会活動・ボランティア	
将来について	

わたしのサポート・相談先ノート

　病気のこと以外にも、日常生活や家庭、仕事、人間関係、お金のことなど、さまざまな悩みが出てくるものです。

　誰かにその悩みを「話す」ことは、その悩みを自分の心から切り「離す」ことにもつながります。そうすると、自分の悩みを客観的に冷静に考え、整理しやすくなります。

がんに関する相談先一覧

🔗 リンク
相談先➡『がんとお金の本』P155〜

☐ がん診療連携拠点病院の「相談支援センター」
※「がん情報サービス」ganjoho.jpで全国の都道府県別の相談支援センターのある病院と対応時間、相談方法、問合せ先などが閲覧できます。

☐ 各医療機関の「がん相談窓口」「相談支援室」

☐ 各自治体の健康相談窓口

☐ 公益財団法人日本対がん協会「がん相談ホットライン」

☐ がん患者会、患者サロン、ピアサポート、患者コミニティーサイト

☐ 民間保険会社の医療相談サービスなど

あなたの相談先一覧

		について	連絡先	
相談先名			(担当者	)

		について	連絡先	
相談先名			(担当者	)

		について	連絡先	
相談先名			(担当者	)

		について	連絡先	
相談先名			(担当者	)

		について	連絡先	
相談先名			(担当者	)

		について	連絡先	
相談先名			(担当者	)

		について	連絡先	
相談先名			(担当者	)

		について	連絡先	
相談先名			(担当者	)

わたしの治療ダイアリー／年間スケジュール

定期検査や治療についての予定を書き込みましょう。

	月	月	月	月	月	月
1						
2						
3						
4						
5						
6						
7						
8						
9						
10						
11						
12						
13						
14						
15						
16						
17						
18						
19						
20						
21						
22						
23						
24						
25						
26						
27						
28						
29						
30						
31						

MEMO

※必要な分をコピーしてお使いください。

	月	月	月	月	月	月
1						
2						
3						
4						
5						
6						
7						
8						
9						
10						
11						
12						
13						
14						
15						
16						
17						
18						
19						
20						
21						
22						
23						
24						
25						
26						
27						
28						
29						
30						
31						

③ 療養生活について

わたしの治療ダイアリー／週間スケジュール

定期検査や治療についての予定を書き込みましょう。

年　　　月	1週目	2週目
日 (月)		
日 (火)		
日 (水)		
日 (木)		
日 (金)		
日 (土)		
日 (日)		

MEMO

※必要な分をコピーしてお使いください。

3週目	4週目	5週目

③ 療養生活について

わたしの治療ダイアリー／お薬ノート

　服用する薬について記録しておきましょう。『おくすり手帳』や病院・薬局などでもらった資料も活用します。

	1週目	2週目	3週目	4週目	5週目
薬の名					
のみ方					
種類					
おもな副作用					
医師への連絡が必要な症状					

痛みどめ、抗がん剤、ホルモン剤など

> **メモ** 抗がん剤やホルモン剤の中には、「ジェネリック医薬品」(先発医薬品の特許が切れた後に市場に出回る医薬品。後発医薬品)を利用できる場合もあります。高額な薬剤や長期で服用する場合には、医療費の節約につながります。

🔗 リンク
ジェネリック医薬品➡『がんとお金の本』P70〜

	1週目	2週目	3週目	4週目	5週目
薬の名					
のみ方					
種類					
おもな副作用					
医師への連絡が必要な症状					

③ 療養生活について

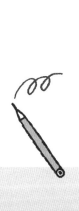

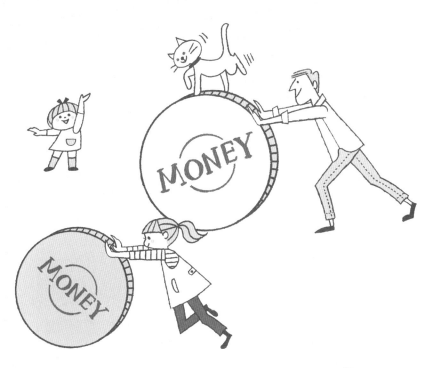

第 2 章
わたしのがん家計簿

がんの治療にかかる費用については、あらかじめ目安を確認しておくと安心です。担当医や看護師、病院の支払窓口（医事科）やMSW（医療ソーシャルワーカー）などに、いつ、どのくらい必要なのかを確認しておきましょう。負担するのが難しいのであれば、早めに公的な助成制度等の利用を検討・相談することです。

❶ 治療前に確認しておきたいお金のこと

がんにかかるお金の目安

がんにかかるお金は3つに分けて考えよう

おもに、がんにかかるお金は、次の3つに分けられます。①は、治療する上で必ず「**かかる**」お金ですが、②・③は、多くの場合、自分の意思で選択できる「**かける**」お金です。経済的負担を軽くするためには、まず②・③の費用を節約できないか考えてみましょう。

がんにかかるお金

🔗 リンク
がんにかかるお金➡『がんとお金の本』P49～

① 医療機関に支払う医療費

標準的な治療（検査、診療、手術、抗がん剤、放射線治療、入院費など）にかかる医療費	公的医療保険で対応

② 医療機関に支払うその他のお金

差額ベッド代、入院時の食事代の一部、先進医療の技術料、診断書の作成など	全額自己負担

③ 医療機関以外に支払うお金

交通費、宿泊費、入院時の日用雑貨、健康食品、サプリメント、ウイッグ代など	全額自己負担

がんにかかるお金の目安

　がん告知後、かかるお金の目安を医療者などに確認して記入しましょう（実際にかかった支出はP136「わたしのがん家計簿＜支出一覧＞」に記入）。

	項目	金額の目安		必要な時期	備考
医療機関に支払う医療費	例）胃内視鏡検査		3万円	△年 〇月頃	高額療養費制度の適用可
	検査費用		万円	年　月頃	
	入院費用		万円	年　月頃	
	治療費用		万円	年　月頃	
			万円	年　月頃	
			万円	年　月頃	
			万円	年　月頃	
医療機関に支払うその他のお金	差額ベッド代	日額	万円	年　月頃	
	先進医療の技術料		万円	年　月頃	
	診断書の作成料	1通	万円	年　月頃	
			万円	年　月頃	
			万円	年　月頃	
			万円	年　月頃	
医療機関以外に支払うお金	交通費		万円	年　月頃	
	入院時の日用雑貨		万円	年　月頃	
	ウイッグ代		万円	年　月頃	
			万円	年　月頃	
			万円	年　月頃	
			万円	年　月頃	

① 治療前に確認しておきたいお金のこと

がんにかかるお金の資金計画

　がんのお金、入院や手術の費用ばかりに目がいきがちですが、がん治療において、これらはほんの「入口」に過ぎません。治療期間は長期にわたることが多く、再発・転移の可能性もあるので、5～10年といった中長期で計画を立てる必要があります。

がんにかかるお金のポイント

POINT 1　がん治療費は、**がんの種類と進行度で大きく異なる**
かかるお金は、人によってケースバイケース

POINT 2　早期発見・治療により、治療費は抑えられ、**再発リスクも低減する**
心身の負担とともに経済的負担も軽くなる

POINT 3　「**長期化**」と「**高額化**」が特徴
中長期（5～10年）の資金計画が必要

「がん」になるとどれくらいお金がかかるの?

ガン治療経験者に聞きました「治療にかかった費用」　平均126万円

①直接費用　　**平均86万円**
入院代、手術代、薬代、抗がん剤費、差額ベッド代、通院費、検査代、その他の費用の合計（高額療養費制度を利用した場合はその自己負担額）

②間接費用　　**平均40万円**
家族の交通費・宿泊費、健康食品やサプリメント、公的保険適用外の漢方薬、美容（ウイッグ）費用、快気祝い、その他諸経費の合計

※調査会社によりインターネットで一般公募した「過去3年以内にガンに罹患した方」を対象として、2013年5月に実施した「ガン患者の悩みや負担に関する実態調査（アンケート調査）」のご本人133名による回答を集計したもの。
出所：「2013年5月アンケート調査」カーディフ生命

資金計画表

必要な時期	資金の目的	金額	調達の方法	金額
年　月		万円		万円
年　月		万円		万円
年　月		万円		万円
年　月		万円		万円
年　月		万円		万円
年　月		万円		万円
年　月		万円		万円
年　月		万円		万円
年　月		万円		万円
年　月		万円		万円
年　月		万円		万円
年　月		万円		万円

治療前後の収入の変化の見通し

がんのお金というと、治療にかかる費用など「支出」にばかり目がいきがちです。しかしそれ以上に問題なのは、がんの罹患によって「収入」が減ってしまうことです。

「治療に専念しなければ」と思い込んで仕事を辞めてしまう人もいるようですが、がんに罹患しても、働きながら治療をしている人もたくさんいます。

働くがん患者の数

◎ リンク
仕事をどうするか？➡『がんとお金の本』P30～

がんにかかった後、働きながら治療をしている人は……

男性 約14.4万人　　　　女性 約18.1万人

（厚生労働省が2010年の国民生活基礎調査を基に推計）

悪性新生物の治療のため仕事を持ちながら通院している者

全国約32.5万人

男性では60歳代（6万1千人）、女性では50歳代（7万人）が最も多い

がんと収入・支出の関係

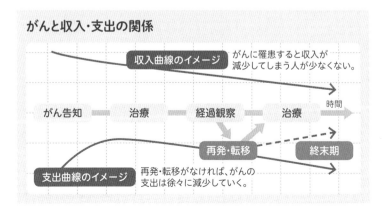

収入曲線のイメージ：がんに罹患すると収入が減少してしまう人が少なくない。

がん告知 ― 治療 ― 経過観察 ― 治療 ― 時間

再発・転移　終末期

支出曲線のイメージ：再発・転移がなければ、がんの支出は徐々に減少していく。

治療前後の収入の変化の見通し①

がん告知～治療前	年　　月頃～　　年　　月頃
職業の変化	□ 無　　□ 有
職場の変化	□ 無　　□ 有
収入の変化	□ 無　　□ 有
気になること・工夫していること	

▼

治療中	年　　月頃～　　年　　月頃
職業の変化	□ 無　　□ 有
職場の変化	□ 無　　□ 有
収入の変化	□ 無　　□ 有
気になること・工夫していること	

① 治療前に確認しておきたいお金のこと

治療前後の収入の変化の見通し②

治療後①	年　　　　月頃〜　　　　年　　　　月頃
職業の変化	□ 無　　□ 有
職場の変化	□ 無　　□ 有
収入の変化	□ 無　　□ 有
気になること・工夫していること	

▼

治療後②	年　　　　月頃〜　　　　年　　　　月頃
職業の変化	□ 無　　□ 有
職場の変化	□ 無　　□ 有
収入の変化	□ 無　　□ 有
気になること・工夫していること	

治療前後の収入の変化の見通し③

治療後③	年　　　月頃〜　　　年　　　月頃
職業の変化	□ 無　　□ 有
職場の変化	□ 無　　□ 有
収入の変化	□ 無　　□ 有
気になること・工夫していること	

▼

治療後④	年　　　月頃〜　　　年　　　月頃
職業の変化	□ 無　　□ 有
職場の変化	□ 無　　□ 有
収入の変化	□ 無　　□ 有
気になること・工夫していること	

① 治療前に確認しておきたいお金のこと

がん治療後のライフプラン

がんに罹患しても、その後の人生やライフプランにおいてさまざまなライフイベント（人生での出来事）を迎える可能性があります。そのときになって困らないよう、早い時期から、いつ頃、どれくらいお金が必要なのかを把握しておくことが大切です。

ライフイベント表を作る手順

① 「年」の欄を作り、暦年・元号などを記入します。
② 「家族」の欄に家族構成を記入します。
③ 「年」に合わせてライフイベントを記入します。
　◎ 人生の節目のイベント：結婚、出産、転職、退職予定など
　◎ 大きな支出：住宅購入、子どもの入学資金、自動車購入、旅行など
④ それぞれのイベントを実現するために必要な金額を記入します。

がん治療後のライフイベント表（例）

年	家族				ライフイベント	費用の目安
	夫	妻	長女	長男		
2016	47	44	14	10	夫胃がん告知	治療費用50万円
2017	48	45	15	11		
2018	49	46	16	12	長女高校入学	入学費用20万円
2019	50	47	17	13	長男中学入学	入学費用20万円
2020	51	48	18	14	車買い替え	車費用100万円
2021	52	49	19	15	長女大学	入学費用100万円
2022	53	50	20	16	長男高校入学 住宅リフォーム	入学費用20万円 リフォーム費用200万円

がん告知後のライフイベント表

年	家族				ライフイベント	費用の目安

① 治療前に確認しておきたいお金のこと

加入している民間保険

せっかく民間保険に加入していても、イザというときに使えないのでは意味がありません。必要なときにしっかり役立てられるよう、内容を把握しておきましょう。

がんに関連した民間保険からの保険金・給付金

🔗 リンク
民間保険の利用法➡『がんとお金の本』P160〜

がん保険／がん診断給付金	がんと診断されるなど一定の条件を満たせば、まとまった一時金が受け取れる。100万円前後の契約が多い。
リビングニーズ特約	余命6ヵ月以内と診断された場合、死亡保険金の一部（または全部）を生前に受け取れる特約。保険料は必要ない（ただし、保険金から6ヵ月分の保険料と利息が差し引かれる）。給付の請求は一度しかできないが、保険金受け取り後に6ヵ月以上生存していても、保険金の戻し入れの必要はない。
特定（三大）疾病保険金	がん・急性心筋梗塞・脳卒中にかかり、所定の状態が継続するなど一定の条件を満たした場合、余命期間に関係なく、生前に保険金が受け取れる。保険金を受け取った時点で保険契約は終了するが、特定疾病以外の病気等が原因で死亡した場合でも、同額の死亡保険金が受け取れるしくみ。
団体信用生命保険	住宅ローン契約者が保険期間中に死亡・所定の高度障害状態になった場合、銀行に支払われる保険金でローン残高を返済するしくみ。特定（三大）疾病特約などを付加していれば、がんになった場合に同じく全額が弁済される。
先進医療特約	厚生労働大臣が認可する先進医療に該当する医療技術について、届出がなされている医療機関で治療を受けた場合、給付金が受け取れる。

生命保険①

保険の名称	
保険会社	
担当者	
連絡先	
証券番号	
契約者	
被保険者	
保障内容 （死亡）	病気　　　　　　　　万円（一生涯・　　歳まで） ケガ　　　　　　　　万円（一生涯・　　歳まで）
保障内容 （入院）	病気　　　　円（　　日目から・　　日間） ケガ　　　　円（　　日目から・　　日間） がん　　　　円（　　日目から・　　日間）

手術	□ あり　□ なし	リビングニーズ	□ あり　□ なし
指定代理請求	□ あり　□ なし	給付金・保険金請求	□ あり　□ なし

請求年月日	年　　　　月　　　　日
請求内容	
保険金・給付金の金額・内訳	

※必要な分をコピーしてお使いください。

① 治療前に確認しておきたいお金のこと

生命保険②

保険の名称	
保険会社	
担当者	
連絡先	
証券番号	
契約者	
被保険者	
保障内容 (死亡)	病気　　　　　　　　　万円 (一生涯・　　歳まで) ケガ　　　　　　　　　万円 (一生涯・　　歳まで)
保障内容 (入院)	病気　　　　　円 (　　日目から・　　日間) ケガ　　　　　円 (　　日目から・　　日間) がん　　　　　円 (　　日目から・　　日間)

手術	□ あり　□ なし	リビングニーズ	□ あり　□ なし
指定代理請求	□ あり　□ なし	給付金・保険金請求	□ あり　□ なし

請求年月日	年　　　　月　　　　日
請求内容	
保険金・給付金の金額・内訳	

※必要な分をコピーしてお使いください。

生命保険③

保険の名称	
保険会社	
担当者	
連絡先	
証券番号	
契約者	
被保険者	
保障内容 (死亡)	病気　　　　　　　　万円(一生涯・　　歳まで) ケガ　　　　　　　　万円(一生涯・　　歳まで)
保障内容 (入院)	病気　　　　円(　　日目から・　　日間) ケガ　　　　円(　　日目から・　　日間) がん　　　　円(　　日目から・　　日間)
手術	□あり　□なし　　リビングニーズ　　□あり　□なし
指定代理請求	□あり　□なし　　給付金・保険金請求　　□あり　□なし
請求年月日	年　　　月　　　日
請求内容	
保険金・給付金の金額・内訳	

※必要な分をコピーしてお使いください。

① 治療前に確認しておきたいお金のこと

各種公的制度等の手続き

健康保険や介護保険などの公的制度は、がん患者とそのご家族の強いミカタです。ただし、原則としてすべて「セルフサービス」なので、自分で申請などの手続きをしなければなりません。

がんの困りと備え

がん治療の経過	がんの精査・診断			治療・経過観察	
困り		初期の治療費が必要	休業中の収入の低下	病状出現	
本人への支援	がん保険診断一時金	がん保険入院給付金	がん保険、通院給付金		
		傷病手当金			
				障害者手帳	
	高額療養費・限度額適用				
	所得税（医療費控除）				
家族への支援					
もしもの備え	公的な備え（公的年金、健康保険、介護保険、雇用保険）				
	民間の備え（生命保険、がん保険、年金保険、住宅ローン）				
	個人の備え（貯蓄など）				

出典：賢見卓也「リビングニーズ特約」利用からみたがんの諸制度の活用―特に在宅緩和ケアに関して―

がん治療の経過と困ったこと、支援などの流れ

　がんの治療の経過とともに、困ったことやお悩みも変化してきます。
　下図は、がん患者とそのご家族が利用できる制度やサポートの一覧表です。状況に応じて、受けられる制度やサービスをチェックしてみましょう。

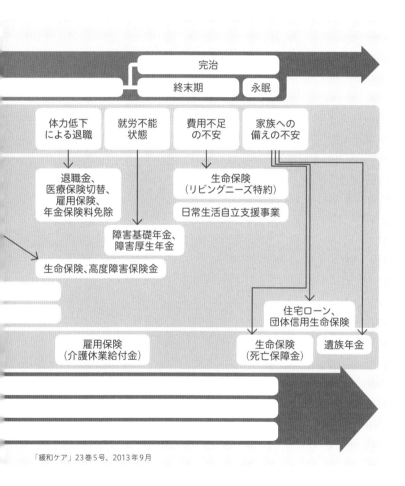

「緩和ケア」23巻5号、2013年9月

① 治療前に確認しておきたいお金のこと

がんで利用できる公的制度等

> 🔗 リンク
> がんで利用できる公的制度→
> 『がんとお金の本』P88〜

制度の種類	制度名	制度の内容	手続き先
公的医療保険	☐ 高額療養費制度	医療費が高額になった場合に還付される	加入先の医療保険の窓口
公的医療保険	☐ 限度額適用認定証	高額療養費の事前申請のしくみ	加入先の医療保険の窓口
公的医療保険	☐ 高額療養費貸付制度	無利子で高額療養費支払い見込み額の8割程度を借りられる	加入先の医療保険の窓口
公的医療保険・介護保険	☐ 高額医療・高額介護合算制度	高額な医療・介護サービスの両方を受けている人の負担が軽減できる	加入先の公的医療保険・各市区町村の介護保険の窓口
公的医療保険	☐ 福祉医療費助成制度（小児慢性特定疾患・特定疾患・高度障害者など）	特定疾患や障害者、ひとり親・低所得の高齢者など一定の要件を満たす人の医療費をサポートする	各市区町村の福祉課など
公的医療保険（健康保険のみ）	☐ 組合健保等の付加給付	法律で定められた法定給付に加えて、独自の付加給付が受けられる	勤務先の公的医療保険の窓口
公的医療保険（健康保険のみ）	☐ 傷病手当金	会社員や公務員等の休職中の所得補償のしくみ	勤務先の公的医療保険の窓口
公的医療保険（国民健康保険のみ）	☐ 自己負担減免制度	休業等の一定の理由により収入が減少した場合、医療費負担や保険料負担を軽減できる	各市区町村の国民健康保険課など

制度の種類	制度名	制度の内容	手続き先
雇用保険	☐ 基本手当（失業等給付）	求職活動を行うために休業中に支給される	住所地を管轄するハローワーク（公共職業安定所）
雇用保険	☐ 介護休業給付	がんなど要介護状態にある家族を被保険者が介護する間に支給される	勤務地を管轄するハローワーク（公共職業安定所）
公的年金保険（厚生年金、国民年金など）	☐ 障害年金	がんにより障害が残った場合に年金を支給する	勤務先の社会保険事務所・各市区町村の年金の窓口など
福祉サービス	☐ 身体障害者手帳	一定の要件を満たせば、福祉サービス（福祉機器の交付、税の優遇など）が利用できる	福祉事務所、各市区町村の福祉窓口など
福祉サービス	☐ 生活福祉貸付金制度	低所得者世帯などに対して療養費や介護費などを借りられる	各市区町村の社会福祉協議会
税金の還付	☐ 医療費控除	1年間に一定以上の医療費の負担があった場合に税金が還付される	住所地を管轄する税務署
福祉サービス	☐ 生活保護	病気で働けないなど、生活が苦しい場合に経済的援助を行う	福祉事務所、各市区町村の福祉窓口など
公的介護保険	☐ 訪問介護・通所介護	要介護認定等に応じて原則1割or2割の自己負担で介護サービスが受けられる	各市区町村の介護保険の窓口

① 治療前に確認しておきたいお金のこと

❷ がんの家計簿

わたしのがん家計簿〈収入一覧〉

　がんに罹患後に得られた収入（給与等の継続的収入は除く）を書き出してみましょう。アンケートによると、治療費や治療費以外の費用の捻出先として「預貯金の取崩し」やがん保険などの「保険金」などがあります。

費用の捻出先

項目	割合
預貯金の取崩し	55%
生命・医療・がん保険等の保険金	42%
年金・給与などの収入からのやりくり	41%
健康保険でまかなう	8%
傷病手当金	6%
高額療養費貸付	4%
家族や親せき、知人からの借り入れ	4%
その他	9%

出所：「第2回がん患者アンケート」(株) ニッセンライフ／NPO法人がん患者団体支援機構

おもな収入

公的保険	医療保険等の「高額療養費」の還付金や貸付金、「傷病手当金」、「障害年金」、「医療費控除」の還付金、「生活福祉資金貸付制度」の貸付金、「生活保護」など
預貯金等	定期預貯金等の取崩し分、株式・債券等の配当・利息など
民間保険	生命保険の生存給付金（リビング・ニーズ特約）、医療保険、がん保険の給付金など
借入れ	ローン・キャッシング、家族や親族・知人等からの借入金など

高額療養費制度や医療費控除などからの還付金、民間保険からの保険金・給付金、友人・知人等からのお見舞金など、本業の収入を除いて、**病気（がん）になったことによって生じた、（または得られた）収入**を記入してください。

年月日	内容	還付・給付先	金額	備考
○年△月×日	がん診断給付金	A保険会社	100万 円	がん保険
			円	
			円	
			円	
			円	
			円	
			円	
			円	
			円	
			円	
			円	
			円	
			円	
			円	
合計			円	

※必要な分をコピーしてお使いください。

② がんの家計簿

年月日	内容	還付・給付先	金額
			円
			円
			円
			円
			円
			円
			円
			円
			円
			円
			円
			円
			円
			円
			円
			円
			円
合計			円

※必要な分をコピーしてお使いください。

年月日	内容	還付・給付先	金額
			円
			円
			円
			円
			円
			円
			円
			円
			円
			円
			円
			円
			円
			円
			円
			円
			円
合計			円

※必要な分をコピーしてお使いください。

② がんの家計簿

わたしのがん家計簿〈支出一覧〉

がんに罹患したことによって生じた支出（毎月の生活費などを除く）を書き出してみましょう。

「適用の有無」欄について

それぞれ適用がある場合は〇をつけて、申請漏れのないように注意しましょう。なお、適用が重複することもあります。

① 公…公的医療保険からの給付（高額療養費制度）
② 医…医療費控除
③ 民…民間の医療保険・がん保険など

年月日	内容（支出先）	金額	適用の有無
〇年△月×日	検査費用（A病院）	2万円	㊝・㋩・民
		円	公・医・民
		円	公・医・民
		円	公・医・民
		円	公・医・民
		円	公・医・民
		円	公・医・民
		円	公・医・民
合計		円	

※必要な分をコピーしてお使いください。

年月日	内容（支出先）	金額	適用の有無
		円	公・医・民
		円	公・医・民
		円	公・医・民
		円	公・医・民
		円	公・医・民
		円	公・医・民
		円	公・医・民
		円	公・医・民
		円	公・医・民
		円	公・医・民
		円	公・医・民
		円	公・医・民
		円	公・医・民
		円	公・医・民
		円	公・医・民
		円	公・医・民
		円	公・医・民
合計		円	

※必要な分をコピーしてお使いください。

② がんの家計簿

年月日	内容（支出先）	金額	適用の有無
		円	公・医・民
		円	公・医・民
		円	公・医・民
		円	公・医・民
		円	公・医・民
		円	公・医・民
		円	公・医・民
		円	公・医・民
		円	公・医・民
		円	公・医・民
		円	公・医・民
		円	公・医・民
		円	公・医・民
		円	公・医・民
		円	公・医・民
		円	公・医・民
		円	公・医・民
合計		円	

※必要な分をコピーしてお使いください。

がんにかかる医療費と保険等適用の範囲

がんにかかる医療費は、健康保険など公的医療保険の対象になるものや、支払った税金の還付が受けられる医療費控除、医療保険やがん保険など民間保険の給付の対象になるものがあります。それぞれ適用の有無を確認しておけば、申請時に手間を省くことができます。

🔗 リンク
健康保険・高額療養費制度➡『がんとお金の本』P90〜
医療費控除➡『がんとお金の本』P144〜
医療保険・がん保険➡『がんとお金の本』P162〜

	内訳	健康保険	医療費控除	がん保険[1]
病院に支払う費用	入院にかかる費用	○	○	入院給付金
	手術にかかる費用	○	○	手術給付金
	治療費かかる費用	○	○	通院給付金
	検査にかかる費用	○	○	—
	緩和ケアにかかる費用	○	○	—
	自由診療にかかる費用	×	×	△
	先進医療の技術料	×	×	先進医療特約
それ以外の費用	入院時の差額ベッド代	×	△ (医師の指示)	—
	入院時の食事療養費	△	○	—
	入院時の日用品等購入	—	×	—
	保険会社の診断書や証明書	×	×	—
	通院のための交通費	—	△ (公共のもの)	—
	健康食品・サプリメント	—	×	—
	補正下着・かつらなど[2]	—	×	—

[1] 保険会社によっては特約等で対応している商品もある。
[2] リンパ浮腫治療の弾性ストッキング・スリーブなど健康保険の療養費や医療費控除の対象となるものもある。

エンディングノートとは?

エンディングノートのおもな構成 —————————————

「エンディングノート」は、将来自分に万が一のことがあったときに備えて、家族やまわりの人に伝えたいことをあらかじめ記入しておくノートです。

最近では、若い世代や女性向けのものなどさまざまなタイプがありますが、おもに次のような構成になっています。

①自分や家族のプロフィール・自分史
②財産などお金に関すること
③医療・介護などカラダに関すること
④葬儀やお墓、相続、大切な人へのメッセージなどエンディングに関すること
⑤その他(ペットの世話、パソコン・デジタルデータの処分など気がかりなこと、アドレス帳など)

エンディングノートのメリット

万一のときに自分も家族も助かる

将来に備えることで、今を安心して過ごせる

漠然とした自分の考えや気持ちが整理できる

介護や相続など話にくい問題について、
家族とのコミュニケーションがとりやすくなる

自分の想いを遺すことができる

エンディングノート作成のポイント

　記入欄をすべて埋めようとすると、それだけで気が重くなってしまいますし、時間もかかります。自分が書きやすい、書いておきたいと思った項目から記入しましょう。興味のある部分や思い入れのある部分だけでもOKです。

　預貯金などの資産は、取引先の金融機関名や担当者、電話番号などが記入してあれば、金額はおおよそでかまいません。万が一の場合の連絡帳や備忘録だからです。

　ただ、エンディングノートがあることは、家族や周囲に伝えておく必要があります。また、自分の希望を書くのはかまいませんが、家族と話し合う機会をもつことも大切です。

　なお、エンディングノートに、法的効力はありません。必要に応じて遺言書も準備しておくことをお勧めします。

エンディングノートの作成ポイント

書きやすい項目から書く

預貯金などの金額などは目安でOK

家族にノートの存在を伝えておく

できるだけ実現可能なことを書く

法的な効力はないので、必要に応じて「遺言書」も準備する

さいごに

　私が、30代のがん患者さんとお話していたときのことです。突然、彼女がしみじみと「がん患者って恵まれていますよね〜」と言い出しました。
　私が、「え？　どんなところが恵まれていると感じます？」とお尋ねすると、彼女は、もちろん病気になって身体的にも経済的にも大変だけれどもと前置きをした上で、「だって、がん患者というだけでいろんなサポートが受けられるじゃないですか。無料の相談やセミナー、エクササイズとかも受けられるし。情報だっていっぱいあるし」——なるほど。そういうことですか…。
　たしかに、そうかもしれません。彼女が実感しているこの状況こそ、いわゆる「医師主導の医療」から「患者主体の医療」という医療現場の変化の表れといえるのでしょう。

　「患者主体の医療（Patient-centered Medicine）」というのは、患者の主体的な意思が中心となる医療のこと。単に病気を治療するだけではなく、患者の幸福度や満足度を高めることが医療の本質であるととらえ、患者の立場に立って医療を実践すること、また、それを支援・促進する体制を意味しています。
　もちろん、医師と患者の間には、医学的な専門知識と経験の差が歴然とあります。ですから、その情報の非対称性を埋めるために、医療機関や各種団体、自治体などが連携して、全面的にバックアップしていこうという取り組みが積極的に行われています。
　私は、がんに罹患してはじめて、「ペイシェントアドボカシー（Patient Advocacy）」という言葉を知りました。これを直訳すると「患者の権利擁護」となります。最近では、病院内に「患者支援室」を設け

て、患者視点で考え、行動することを推進しようといった医療機関も増えてきたように感じます。

　患者も、ぼんやりしてはいられません。自分の治療を医師に「お任せ」するのではなく、病気や治療に関する医療情報を求め、治療法、医師・医療機関を選択し、積極的に自分の治療に関与していく必要があります。
　もちろん、巷にはさまざまながん情報が氾濫し、明らかにエビデンスに基づいていないようなものもたくさん流布しています。そして、病気でカラダもココロも弱っているときに、「自分で決めろ」というのは酷な場合もあることも十分理解しているつもりです。
　それでも、患者自身が考え、決断するというのは、とても大切なことではないでしょうか。がん経験者が、自分らしく人生の終わりがくるまで生き切るためにも。

『がんに対する正しい情報を自分自身で消化し、自己決定をするプロセスが大切である』
　これは、私が乳がん告知を受けて半年くらい経ってから聞いた、ある腫瘍内科医の言葉です。そのときも強く印象に残りましたが、今でも折に触れて思い出します。
　人間はいずれ死んでしまうものです。その前に何を考え、どう生きてきたかというプロセスを大事に日々過ごしていきたいと思っています。

　　　　　　　　　　　　　ファイナンシャル・プランナー　黒田　尚子

著者／**黒田 尚子**（くろだ なおこ）
CFP®、1級FP技能士、NPO法人CNJ認定乳がん体験者コーディネーター（BEC）、消費生活専門相談員

1992年大学卒業後、大手シンクタンク勤務中にFP資格を取得。1998年4月、FPとして独立。個人に対する総合的なコンサルティング業務のかたわら、Webサイト・雑誌への執筆、FP受験参考書籍の執筆、講演などの活動を行う。2009年末に乳がん告知を受け、自らの実体験をもとに、がんに対する啓蒙活動やがんに罹患した場合の経済的備えの重要性を訴える活動を行う。2011年3月、NPO法人キャンサーネットジャパン認定の乳がん体験者コーディネーター資格を取得。がんに対する基本的な知識のスキルアップに努める。おもな著書に、『がんとお金の本』（ビーケイシー）、『がんとお金の真実』（セールス手帖社）、『50代からのお金のはなし』（プレジデント社）ほか。

監修／**山内 英子**（聖路加国際病院　ブレストセンター長
　　　　　　　　　　乳腺外科部長）

がんとわたしノート

2016年12月1日　初版第1刷発行

監修	山内　英子
著者	黒田　尚子
発行者	玉木　伸枝
発行所	株式会社ビーケイシー 〒102-0074　東京都千代田区九段南4-5-11 TEL：03（5226）5061　FAX：03（5226）5067 URL：http://bkc.co.jp　E-mail：info@bkc.co.jp
装丁・本文デザイン	齋藤　知恵子
イラスト	青山　京子
印刷・製本	株式会社歩プロセス

©Naoko Kuroda 2016 Printed in Japan
ISBN978-4-939051-57-9

本書を無断で複写複製（コピー）することは、法律で許可された場合を除き、著作権者・出版者の権利侵害となります。落丁・乱丁はお取り替えいたします。

「エンディングノート」は、将来自分に万が一のことがあったときに備えて、家族やまわりの人に伝えたいことをあらかじめ記入しておくノートです。
　がん経験者が、「終活」や「エンディングプラン」などというと、縁起でもないと不快に感じる方もいらっしゃるかもしれません。でも、健康な方であっても、もしもの場合のことをきちんと整理しておきたいというお気持ちは、誰でもあるでしょう。
　エンディングノートは、緊急時の備忘録としても活用できます。あまり深刻に考えずに、気軽なお気持ちで書き進めてみてはいかがでしょうか？

contents

「マイ・エンディングノート」記入のコツ

① 現在のわたしの情報　　　　　　　　4

預貯金一覧
口座自動引落し一覧
有価証券一覧
その他の資産（不動産以外）一覧
不動産一覧
保険一覧
年金一覧
借入金・ローン一覧
クレジットカード・電子マネー一覧

② イザという時のための情報　　　　　23

告知・延命処置について
介護について
わたしのアドレス帳
その他の連絡先一覧
仕事・活動などについて
ペットについて
デジタルデータ一覧

③ エンディングのための情報　　　　　40

これからの財産管理等について
わたしの葬儀について
お墓等について
臨終から葬儀までの流れ
相続の手続きと流れ
相続・遺言について
形見分けについて
遺された家族へのサポートについて
重要物の保管場所
大切な人へのメッセージ

「マイ・エンディングノート」
記入のコツ

このノートは、おもに3つの情報で構成されています。

①現在のわたしの情報

預貯金や口座自動引き落とし、有価証券、不動産、保険、年金、クレジットカードなどの情報を記入します。

これを機に、使っていない口座やカードを整理するなど、財産の'棚卸表'としてご活用ください。

②イザというときのための情報

告知や延命処置、介護についての情報や希望のほか、アドレス帳や連絡先、仕事・活動、ペット、デジタルデータなどの情報を記入します。

とくに、携帯電話、スマートフォン、パソコンなどのデジタルデータは、本人しかわからないことも多いので、記録に残しておくと安心です。

③エンディングのための情報

認知症や要介護状態などの場合の財産管理、葬儀・お墓、相続・遺言、形見分けや遺族のための経済的サポートの見通し、大切な人へのメッセージ等について記入します。

年代によって、葬儀や相続など、具体的にイメージできない場合もあるでしょう。書けるところ、書きたいところだけも十分です。

これからの予定、やりたいことは？

いつ頃？	内容	予算
例)治療が落ち着いたら(半年後)	家族と温泉旅行	10万円

❶ 現在のわたしの情報

預貯金一覧

預貯金について記入しましょう。万一のときに家族が困らないよう、最低限、取引先の金融機関名・支店名を書いておきましょう。ネットバンキングの口座や、通帳のない口座も忘れずに。備考欄には、おもな用途やサービス内容を書いておくと便利です。

> **注意!** 悪用される恐れもありますので、暗証番号は絶対に記入しないでください。通帳や印鑑の保管場所なども記入せず、家族や信頼のおける人に口頭で伝えおき、通帳と印鑑は別々の場所に保管しておくと安全です。

記入日			年　　　月　　　日	

記入例	金融機関	○○銀行	支店名(店番)	東町支店(333)
	預金の種類	定期	口座番号	7654321
	名義人	○× △□	Web用ID	7050301
	残高	○年○月現在●万円	備考	○○口座

預貯金①	金融機関		支店名(店番)	
	預金の種類		口座番号	
	名義人		Web用ID	
	残高	円	備考	

リンク
お金に関する身辺整理➡『がんとお金の本』P212～

預貯金②	金融機関		支店名（店番）	
	預金の種類		口座番号	
	名義人		Web用ID	
	残高	円	備考	

預貯金③	金融機関		支店名（店番）	
	預金の種類		口座番号	
	名義人		Web用ID	
	残高	円	備考	

預貯金④	金融機関		支店名（店番）	
	預金の種類		口座番号	
	名義人		Web用ID	
	残高	円	備考	

預貯金⑤	金融機関		支店名（店番）	
	預金の種類		口座番号	
	名義人		Web用ID	
	残高	円	備考	

※必要な分をコピーしてお使いください。

① 現在のわたしの情報

口座自動引落し一覧

金融機関の口座から自動引落し（口座自動振替）されているものを記入しておきましょう。

名義人が亡くなった後は、その人の預貯金口座が凍結されるため、お金を動かすことができなくなります。口座からの自動引落しもできませんので、変更手続きの際に周囲の人が困らないように書き出しておきましょう。

(例)電気料金、ガス料金、水道料金、電話料金、携帯電話料金、新聞購読料、NHK受信料、保険料、クレジットカードの支払い、月謝（習い事など）、マンションの管理費・修繕費

記入日		年	月	日

	項目	金融機関・支店	口座番号	引落日	備考
例	電話料金	○○銀行 東町支店	7654321	毎月10日	固定電話代金
1					
2					
3					
4					
5					
6					
7					
8					

有価証券一覧

　株式や投資信託、債券などについて、取引先の金融機関名や取引内容を記入しましょう。現在の評価額は、金融機関から送付される明細書を参考にしてください。

---------------- **証券口座** ----------------

記入日	年　　　　月　　　　日

記入例			
金融機関	九段証券		
取引店名	飯田橋支店	TEL	03-5226-0000
口座番号	54321	名義人	○○　□□
銘柄	口数／株数	評価額	備考
㈱○△□の株式	1万株	5,000,000	購入時の株価240万円
個人向け国債(固定○年)		1,000,000	償還日20○○／05／10
評価額	合計	6,000,000円(20○○／10／10現在)	

証券口座①			
金融機関			
取引店名		TEL	
口座番号		名義人	
銘柄	口数／株数	評価額	備考
評価額	合計	円(　　／　　／　　現在)	

① 現在のわたしの情報

証券口座②				
金融機関				
取引店名			TEL	
口座番号			名義人	
銘柄		口数／株数	評価額	備考
評価額	合計		円（　／　／　現在）	

証券口座③				
金融機関				
取引店名			TEL	
口座番号			名義人	
銘柄		口数／株数	評価額	備考
評価額	合計		円（　／　／　現在）	

※必要な分をコピーしてお使いください。

その他の資産 (不動産以外) 一覧

　証券口座以外の金融資産（純金積立やプラチナ積立、ゴルフ会員権）や不動産以外であなたが所有している資産を記入しましょう。

－－ 純金積立・ゴルフ会員権・勤務先の持株会など

相続発生後に名義変更が必要なもの

記入日	年　　　　月　　　　日

品名	
取扱機関	名義人
数量	預入金額
預入日	評価額
備考	

品名	
取扱機関	名義人
数量	預入金額
預入日	評価額
備考	

品名	
取扱機関	名義人
数量	預入金額
預入日	評価額
備考	

① 現在のわたしの情報

‐ ‐ ‐ ‐ ‐ ‐ ‐ ‐ ‐ ‐ その他の資産

絵画や美術品・骨董品、貴金属類、ブランド品、着物、自動車など

記入日	年　　　月　　　日		
名称	内容・金額など	保管場所	備考

‐ ‐ ‐ ‐ ‐ 貸金庫・レンタル倉庫・トランクルームなど ‐ ‐ ‐ ‐

記入日	年　　　月　　　日	
契約会社・連絡先	場所	保管しているもの

貸しているお金

　親族や友人・知人などの第三者に貸しているお金があれば、記入しましょう。もし、あなたが亡くなった後は、返済を免除したいとお考えの場合、その旨を備考欄に記入しておけば、相続手続きの際の参考になります。

記入日	年　　　　　月　　　　　日			
貸した相手の名前		連絡先		
貸した日	年　　月　　日	貸した金額		円
契約書の有無	□ あり（保管場所　　　　　　　　　　）　□ なし			
返済について	残債　　　　　円（　　年　　月　　日現在）			
備考				

貸した相手の名前		連絡先		
貸した日	年　　月　　日	貸した金額		円
契約書の有無	□ あり（保管場所　　　　　　　　　　）　□ なし			
返済について	残債　　　　　円（　　年　　月　　日現在）			
備考				

MEMO	

① 現在のわたしの情報

不動産一覧

所有している不動産について

自宅や別荘、田畑など、所有している不動産について記入しましょう。

- Point
  - □ 一戸建て（マンションなど集合住宅以外）は、土地と建物を別々に記入します。
  - □ 未登記のものや、亡くなった方の名義のままの不動産については、その旨を備考欄に記入し、現在の権利関係に合うよう、早めに登記しておいたほうが良いでしょう。
  - □ 登記簿謄本（登記事項証明書）の記載内容をできるだけ記入します。記簿謄本は、お近くの法務局で取得できます。

記入日	年　　　月　　　日
種類	□ 土地　□ 建物　□ アパート・マンション □ 田畑　□ その他（　　　　　　　　）
どんな不動産か	自宅、貸家などの種類
名義人〈共有者含む〉	持ち分
所在地	
登記簿記載内容	抵当権の設定　□ あり　□ なし
面積	備考

種類	☐ 土地 　☐ 建物 　☐ アパート・マンション ☐ 田畑 　☐ その他（　　　　　　　　　　）
どんな 不動産か	
名義人 〈共有者含む〉	
	持ち分
所在地	
登記簿 記載内容	抵当権の設定　☐ あり　☐ なし
面積	備考

種類	☐ 土地 　☐ 建物 　☐ アパート・マンション ☐ 田畑 　☐ その他（　　　　　　　　　　）
どんな 不動産か	
名義人 〈共有者含む〉	
	持ち分
所在地	
登記簿 記載内容	抵当権の設定　☐ あり　☐ なし
面積	備考

※必要な分をコピーしてお使いください。

① 現在のわたしの情報

------- 借りている不動産について -------

　第三者から借りている不動産（集合住宅や駐車場・倉庫など）があれば記入しましょう。

記入日	年　　　　月　　　　日		

物件名	
賃料・支払日	契約期間
所在地	
貸主の連絡先	
備考	

物件名	
賃料・支払日	契約期間
所在地	
貸主の連絡先	
備考	

※必要な分をコピーしてお使いください。

保険一覧

終身保険・医療保険などの生命保険、自動車保険・火災保険・傷害保険などの損害保険、共済などを記入しましょう。保険証券の保管場所をまとめておくと、請求するときに慌てずに手続きができます。

加入保険一覧 (生命保険、自動車保険・火災保険)

記入日			年	月	日

	保険会社	営業所代理店	証券番号	連絡先・担当者	種類
例	○×生命	●●営業所	××-×××	00-0000-0000 町田	定期付終身保険
例	○×損保	△△営業所	○○○○	00-0000-0000 鈴木	自動車保険
1					
2					
3					
4					
5					
6					

その他	

🔗 リンク
民間保険 ➡ 本書第2章 P124 〜

① 現在のわたしの情報

年金一覧

現在加入している、もしくは過去に加入していた公的年金や私的年金（企業年金、確定拠出年金、財形年金、個人年金など）を記入しましょう。公的年金については「ねんきん定期便」で確認できます。なお、個人年金保険については、P15の加入保険一覧にも記入しておきましょう。

公的年金

記入日	年　　　　月　　　　日		
加入したことがある年金の種類	□ 国民年金〈自営業、学生、専業主婦、無職など〉 □ 厚生年金〈会社員〉 □ 共済年金〈公務員〉 □ その他（国民年金基金など）		
基礎年金番号 (年金手帳の記載番号)		最寄りの年金事務所 (最寄駅と連絡先)	
年金証書番号（年金受給中の場合）		住民票コード（年金請求時に必要）	
保険料の支払口座・年金の受取口座	金融機関名	支店	口座番号

企業年金・確定拠出年金など

記入日	年　　　　月　　　　日	
名称	連絡先	備考
例）○○社厚生年金基金	○○○-×××-△△△△ 給付課	65歳から支給

名称	連絡先	備考

---------------- **個人年金** ----------------

記入日	年	月	日		
保険会社	被保険者 年金受取人	年金 開始日	年金 支給総額	証券番号	
tel.			万円		
tel.			万円		

---------------- **今までの職歴** ----------------

年金の確認の際に必要になるので、ご自身の学歴や職歴を記録しておきましょう。

記入日	年　　　月　　　日
期間	学歴／職歴（会社名・所在地など）
年　月〜　年　月	
年　月〜　年　月	
年　月〜　年　月	
年　月〜　年　月	
年　月〜　年　月	
年　月〜　年　月	

① 現在のわたしの情報

借入金・ローン一覧

Point
- 借金などの負債もマイナスの財産として相続の対象になります。
- 第三者の借金の保証人になった場合の保証債務も相続の対象になります。
- あなたが亡くなった後、借金が消えるわけではありません。ご家族が借金や保証債務について知らされていないと、相続時に困ったり、トラブルに巻き込まれたりする可能性があります。きちんと書き残しておきましょう（債務は、相続放棄なども検討できます）。

🔗 リンク
住宅ローンが残っている場合➡
『がんとお金の本』P216〜

おもな借入金・ローン

記入例			
種類	☐ 住宅ローン　☐ 自動車ローン　☐ 教育ローン ☐ カードローン　☐ 借金　☐ その他（　　　　）		
借入先	○×銀行		
連絡先	○▽支店　00-0000-0000		
借入金額	○○○○円	借入日	○年　○月　○日
返済方法	毎月月末引落し	完済予定日	×年　×月　×日
担保の有無	☐ あり（内容　　　　　　　　　　）　☐ なし		
借入残高	△△△円（　　△△年　△月　△日現在）		

記入日	年　　　　月　　　　日

種類	□ 住宅ローン　□ 自動車ローン　□ 教育ローン □ カードローン　□ 借金　□ その他（　　　　）
借入先	
連絡先	
借入金額	円 / 借入日　　　年　月　日
返済方法	/ 完済予定日　年　月　日
担保の有無	□ あり（内容　　　　　　　　　　　）□ なし
借入残高	円（　　年　月　日現在）

種類	□ 住宅ローン　□ 自動車ローン　□ 教育ローン □ カードローン　□ 借金　□ その他（　　　　）
借入先	
連絡先	
借入金額	円 / 借入日　　　年　月　日
返済方法	/ 完済予定日　年　月　日
担保の有無	□ あり（内容　　　　　　　　　　　）□ なし
借入残高	円（　　年　月　日現在）

※必要な分をコピーしてお使いください。

① 現在のわたしの情報

------- その他のローン・キャッシング -------

記入日	年　　　　月　　　　日			
借入先	連絡先	借入残高		備考
		（　　年　月　日現在）	円	
		（　　年　月　日現在）	円	
		（　　年　月　日現在）	円	

------- 保証債務 (借金の保証人など) -------

> 🔗 リンク
> その他の借金➡
> 『がんとお金の本』P222〜

記入日	年　　　　月　　　　日	
保証日	年　　　　月　　　　日	
保証した金額		
主債務者（あなたが保証した相手）		
	連絡先	
債権者（お金を貸した人）		
	連絡先	

MEMO

クレジットカード・電子マネー一覧

> **Point**
> ☐ 原則として、クレジットカードの債務も、相続人に引き継がれます。カードの内容や引落し日なども記入しておきましょう。
> ☐ 不正使用の恐れがあるので、有効期限や暗証番号は書かないようにします。カード番号も一部を「××××」などにしておくと安心です。
> ☐ 紛失時の連絡先を記入しておけば、もしものときにも便利です。複数枚のクレジットカードを保有している場合は、使用頻度が少ないカードを整理することをお勧めします。

-------- クレジットカード --------

記入日		年　　　　月　　　　日	

記入例	カード名称	クレジットブランド	カード番号
	○×カード	ABグループカード・VISA	0000-0000-0000-0000
	紛失時の連絡先	Web用ID	備考
	00-0000-0000	0000-00	公共料金引き落とし用、年会費無料

カード①	カード名称	クレジットブランド	カード番号
	紛失時の連絡先	Web用ID	備考

カード②	カード名称	クレジットブランド	カード番号
	紛失時の連絡先	Web用ID	備考

① 現在のわたしの情報

カード名称	クレジットブランド	カード番号

紛失時の連絡先	Web用ID	備考

カード名称	クレジットブランド	カード番号

紛失時の連絡先	Web用ID	備考

カード名称	クレジットブランド	カード番号

紛失時の連絡先	Web用ID	備考

------- 電子マネー・ポイントカード -------

電子マネーなどを紛失した場合、すぐに連絡すれば利用前の残高を補償してくれる場合があります（カードによって異なります）。ポイントカードはとくに大切なものを記入しておきましょう。

記入日	年　　　月　　　日

カード名	番号	紛失時の連絡先

❷ イザという時のための情報

告知・延命処置について

────── 自分の代わりに判断してもらいたい人 ──────

治療や介護について、正常な判断ができない場合や家族の判断が必要な場合に、判断してもらいたい人を記入しましょう。第1順位の人が死亡あるいは意思決定できないときは、第2順位の人にお願いします。

記入日	年　　　　月　　　　日		
第1順位			
名前		続柄	
連絡先			
第2順位			
名前		続柄	
連絡先			

─────────── 告知について ───────────

□ 告知はしないでほしい
□ 病名のみ告知してほしい
□ 余命が（　　　）カ月以上であれば、病名や余命を告知してほしい
□ 余命期間にかかわらず、病名も余命も告知してほしい
□ そのほかの希望
　（　　　　　　　　　　　　　　　　　　　　　　　　　　　）

延命措置について

　心臓マッサージなどの延命措置は、回復の見込みがない場合に行うと、ただ苦しい状態を引き延ばすだけという考え方もあります。延命措置は、一度始めると途中でやめることが難しいため、あらかじめ、よく考えておきましょう。

```
□ 延命措置をしてほしい
□ 苦痛を少なくすることを重視して決めてほしい
□ 回復の見込みがないのであれば、延命措置は希望しない
□ 尊厳死を希望する
  （書面を作成している場合は保管場所など　　　　　　　　　　）
□ そのほかの希望
  （　　　　　　　　　　　　　　　　　　　　　　　　　　　　）
```

脳死後の臓器提供や献体について

　臓器提供・献体には家族の同意が必要です。なお現在は、本人の意思が不明でも家族の承諾によって脳死移植が可能になっています。

```
□ 臓器提供のためのドナーカードがある
  （カード保管場所　　　　　　　　　　　　　　　　　　　　　）
□ 角膜提供のためのアイバンクに登録している
  （登録証保管場所　　　　　　　　　　　　　　　　　　　　　）
□ 献体を登録している
  （登録団体と連絡先　　　　　　　　　　　　　　　　　　　　）
□ 臓器提供も検体も希望しない
□ とくに考えていない
□ そのほかの希望
  （　　　　　　　　　　　　　　　　　　　　　　　　　　　　）
```

MEMO

介護について

　公的介護保険は、通常65歳以上で要介護認定された人が利用できる制度ですが、40歳以上65歳未満でも、がん末期（医師が一般に認められている医学的知見に基づき、回復の見込みがない状態に至ったと判断した場合）で要介護認定を受ければ、適用を受けられます。

──────── 現在受けている介護サービス ────────

　すでに何らかの福祉・介護サービスを受けている場合、担当ケアマネージャーや利用しているサービス内容を記入しましょう。

🔗 リンク
介護について➡『がんとお金の本』P107～

記入日	年　　　　月　　　　日

名称・担当者名		連絡先	
サービス内容など			

名称・担当者名		連絡先	
サービス内容など			

MEMO

② イザという時のための情報

記入日		年	月	日

介護をお願いしたい人や場所について

☐ 在宅で、家族や親族にお願いしたい
☐ 在宅で、ホームヘルパーなどのプロに手伝ってもらいながら、家族と一緒に過ごしたい
☐ 病院や施設に入所したい
☐ そのほかの希望
(   )

介護してくれる人に伝えたいこと

☐ 負担が掛かり過ぎないよう、決して無理はしないでほしい
☐ 体調を崩したり、大変だったら、遠慮せずホームヘルパーなどのプロの手を借りるようにしてほしい
☐ 自分の健康や幸せを一番に考えてほしい
☐ そのほかの希望
(   )

介護のための費用について

☐ 預貯金から (   )
☐ 加入している民間保険から (   )
☐ とくに準備していない
☐ そのほか
(   )

MEMO

介護で伝えたいこと (好みや日常生活について)

介護をしていただく参考に、私の好みや日常生活についてお伝えします。

記入日		年　　　　月　　　　日
食事	アレルギーなどで食べられない食材	
	苦手で食べられない食材やメニュー	
	好きな食材やメニュー、おやつ	
	好みの味付け	□ 薄口　□ 濃い目　□ 甘目　□ 辛目　□ その他
	こだわり (郷土料理や 好き嫌いなど)	(例) 太いうどんとねぎが苦手。血圧が高めのため、味付けは薄目で塩分を取り過ぎないようにしてほしい。

身の回り	身近に置いておきたい大切なもの	
	残しておきたい大切な〇〇など	
	苦手なにおいや音など	

服装	(例) どちらかといえば、動きやすい、ゆったりした服装が好き。

趣味・動物	好きなスポーツ		好きな音楽	
	好きなテレビ・ラジオ番組・芸能人			
	好きな本や漫画		そのほかの趣味	
	好きな動物		嫌いな動物	

呼び方 (友人や家族などから呼ばれているニックネームなど)

そのほか、してほしいこと、してほしくはないこと

わたしのアドレス帳

　親戚や友人・知人、仕事関係などの連絡先を一覧にして、もしもの時に連絡してほしい人をチェックしておきます。備考欄にどのような間柄かを記入しておくとわかりやすいでしょう。

　友人・知人の記入は、全員でなくとも、他の人に知らせてくれそうな代表者を書くだけでもOKです。

記入日	年　　　　月　　　　日

ここ以外にもデータがある場合
□ 住所録・ノート・手帳など（保管場所　　　　　　　　　　　　　　　）   □ パソコン（データの所在　　　　　　　　　　）　□ 携帯電話
備考

ふりがな		関係	
氏名		□ 連絡してほしい	
住所			
電話番号		携帯番号	
備考			

ふりがな		関係	
氏名		□ 連絡してほしい	
住所			
電話番号		携帯番号	
備考			

ふりがな			関係	
氏名			□ 連絡してほしい	
住所				
電話番号		携帯番号		
備考				

ふりがな			関係	
氏名			□ 連絡してほしい	
住所				
電話番号		携帯番号		
備考				

ふりがな			関係	
氏名			□ 連絡してほしい	
住所				
電話番号		携帯番号		
備考				

ふりがな			関係	
氏名			□ 連絡してほしい	
住所				
電話番号		携帯番号		
備考				

※必要な分をコピーしてお使いください。

② イザという時のための情報

ふりがな			関係	
氏名			☐ 連絡してほしい	
住所				
電話番号		携帯番号		
備考				

ふりがな			関係	
氏名			☐ 連絡してほしい	
住所				
電話番号		携帯番号		
備考				

ふりがな			関係	
氏名			☐ 連絡してほしい	
住所				
電話番号		携帯番号		
備考				

ふりがな			関係	
氏名			☐ 連絡してほしい	
住所				
電話番号		携帯番号		
備考				

※必要な分をコピーしてお使いください。

その他の連絡先一覧

　子どもの学校関係、定期的に利用している業者・サービス、サークル・クラブ、習い事の教室など、その他に連絡しておく必要がある連絡先をまとめておきましょう。普段の生活でも、緊急の用事が発生した場合などに役立ちます。

記入日			年	月	日

氏名			関係	
住所				
電話番号		携帯番号		
メールアドレス		備考		

氏名			関係	
住所				
電話番号		携帯番号		
メールアドレス		備考		

氏名			関係	
住所				
電話番号		携帯番号		
メールアドレス		備考		

※必要な分をコピーしてお使いください。

② イザという時のための情報

仕事・活動などについて

仕事や行っていた活動などの引き継ぎや対応について、気がかりなことを記入しておきましょう。

記入日	年　　　　月　　　　日

仕事・活動等について今後のことを相談してほしい人

氏名		職業	
住所			
電話番号			
備考			

仕事・活動等を引き継いでほしい人

氏名		職業	
住所			
電話番号			
備考			

廃業手続きをしてほしい

氏名	
連絡先	
備考	

記入日		年	月	日

脱退手続き等が必要な団体・組織など			
団体・組織名	連絡先	会費	備考
		□無 □有 (　　　円)	
		□無 □有 (　　　円)	
		□無 □有 (　　　円)	
		□無 □有 (　　　円)	
		□無 □有 (　　　円)	
		□無 □有 (　　　円)	

その他の希望

② イザという時のための情報

ペットについて

ペットが家族同様という人も多いと思います。ペットのお世話などについて希望や想いを記入しておきましょう。

記入日	年　　　　月　　　　日

名前		種類	
生年月日		性別	
購入した ペットショップ名		連絡先	
好きな食べ物			
その他			

性格、噛み癖、持病、去勢手術の有無など

ペットのかかりつけの病院・ペット保険など		
病院名・保険機関名	連絡先	備考

ペットのお世話について

　あなたがお世話できなくなった場合に、誰に、どのようにお世話をしてほしいか、希望を記入しておきましょう。契約先がある場合は、団体名と連絡先も記入します。さらに、直接相手にお願いしたり、契約を交わしておければ安心です。

名前		契約先がある場合は団体名
関係		
連絡先		
内容		どのように世話してほしいかの希望

その他の希望

MEMO

② イザという時のための情報

デジタルデータ一覧

携帯電話やパソコンには、重要な個人情報や人に見られたくない情報がたくさんあります。後々、これらの処分に困るといったケースもよく見受けられますので、各種デジタルデータの処分や取扱い等について書いておくと安心です。

------- 携帯電話・スマートフォンなど -------

記入日	年　　　　月　　　　日

契約会社名		連絡先	
名義人		携帯番号	
データについて	□ 見てよい　　□ 見ずに廃棄してほしい　　□ 任せる		
備考			

契約会社名		連絡先	
名義人		携帯番号	
データについて	□ 見てよい　　□ 見ずに廃棄してほしい　　□ 任せる		
備考			

MEMO	

----------- パソコン -----------

記入日	年　　　月　　　日

メーカー名		種類・型番など	
データについて	□ 見てよい　□ 見ずに廃棄してほしい　□ 任せる		
備考			

メーカー名		種類・型番など	
データについて	□ 見てよい　□ 見ずに廃棄してほしい　□ 任せる		
備考			

----------- プロバイダ -----------

記入日	年　　　月　　　日

契約会社名		連絡先	
取得したメールアドレス			
開設したホームページ、ブログなどのアドレス			
備考			

契約会社名		連絡先	
取得したメールアドレス			
開設したホームページ、ブログなどのアドレス			
備考			

- - - SNS (Facebook、LINE、Twitterなど) のアカウント・ID - - -

記入日	年　　　　月　　　　日

名称	
アカウント、IDなど	
処分の希望	□ 削除する　　□ 閲覧者に事情を説明する □ 存続させる　□ その他（　　　　　　）
備考	

名称	
アカウント、IDなど	
処分の希望	□ 削除する　　□ 閲覧者に事情を説明する □ 存続させる　□ その他（　　　　　　）
備考	

名称	
アカウント、IDなど	
処分の希望	□ 削除する　　□ 閲覧者に事情を説明する □ 存続させる　□ その他（　　　　　　）
備考	

名称	
アカウント、IDなど	
処分の希望	□ 削除する　　□ 閲覧者に事情を説明する □ 存続させる　□ その他（　　　　　　）
備考	

------- Webサイトのアカウント・ID -------

安全のため、パスワードは明記せずに、パスワードの再発行に必要な情報のみを備考欄に記入しておくようにしましょう。

記入日	年　　　　月　　　　日

利用サイト名	
メールアドレス	
ID	備考

利用サイト名	
メールアドレス	
ID	備考

利用サイト名	
メールアドレス	
ID	備考

利用サイト名	
メールアドレス	
ID	備考

MEMO	

② イザという時のための情報

❸ エンディングのための情報

これからの財産管理等について

　将来、高齢や病気によって、自分自身で財産管理や事務手続きができなくなったときのために、あらかじめ備えておくと何かと安心です。

　次の図表は、もしものときのエンディングプランの例です。

　まずは「**エンディングノート**」や、必要に応じて法的効力のある「**遺言書**」を準備しておきます。そして、症状が悪化したり、転移や再発などしたりして一人で出歩くことが難しい場合や、介護が必要になったときのためにあらかじめ備えておく方法が「**財産管理等委任契約**」[*1]と「**任意後見契約**」[*2]です。

　まだ判断能力がある場合は「財産管理等委任契約」で、家族や信頼のおける友人・知人、専門家に財産管理や手続き等を委任しておきます。その後、判断能力がなくなったときのために、移行型の「任意後見契約」もセットで締結しておくとよいでしょう。

　さらに、亡くなった後も葬儀や遺品整理、公的機関への届出などの手続きが必要ですが、原則として財産管理等委任契約や任意後見契約は、本人の死亡した時点で契約が終了します。そこで別途「**死後事務委任契約**」[*3]を締結する方法もあります。葬儀や遺品整理などの生前契約サービスを行っている業者もあるので、信用できる業者やサービスを選ぶようにしてください。

---

*1　契約内容に従って財産の管理や手続きを代わりに行ってもらう契約のこと。
*2　本人が元気なうちに、将来に備えて、自分の生活を支援してくれる人を事前に選んでやってほしいことを決めておく契約のこと。
*3　自分の死後のことを委託しておく契約のこと。

もしものときのエンディングプランの例

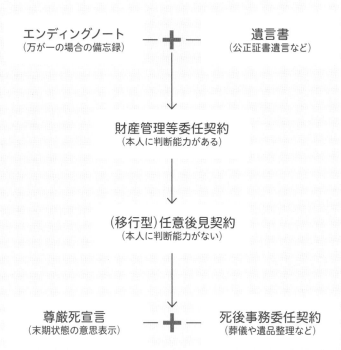

③ エンディングのための情報

記入日	年　　　月　　　日

自分で財産の管理ができないときに管理をお願いしたい人

☐ とくに考えていない
☐ 配偶者
☐ 子ども (　　　　　　　　　　　　　　　　　　　　　　　　　)
☐ その他 (　　　　　　　　　　　　　　　　　　　　　　　　　)

今後の財産管理について

☐ 任意後見人 (任意後見契約)
☐ 代理人 (委任契約)
☐ その他 (　　　　　　　　　　　　　　　　　　　　　　　　　)
☐ とくに契約はしていない

氏名	
被後見人との関係	連絡先
おもな内容 (契約を伴う場合)	
書面の保管先等 (契約を伴う場合)	

わたしの葬儀について

葬儀に関するあなたの考えやご希望を記入してみましょう。まだ具体的に考えられない人もこれを機にイメージしてみてください。

記入日	年　　　　月　　　　日

生前予約・生前契約	□ あり　　□ なし
葬儀社名（連絡先）	（　　　　　　　　　　）
事前支払い	□ あり（　　　　　万円）　□ なし

葬儀の費用		
□ 準備している □ 準備していない	金額	約　　　　　　　　　万円
	種類	□ 預貯金　　□ 生命保険 □ 積立・預託　□ その他

葬儀の内容		
形式	□ 一般葬　□ 家族葬　□ 社葬 □ 無宗教葬　□ その他（　　　　　　　）	
宗教	□ 仏教（宗派　　　　　　）　□ 神道 □ キリスト教（宗派　　　　）□ 無宗教 □ その他（　　　　　　　　　　　　　）	
場所	□ 自宅 □ 寺院・神社・教会 □ 斎場・ホテルなど	名称 連絡先
規模	□ できるだけ盛大に　□ 普通に □ できるだけ簡素に　□ 家族・親族中心に	
戒名	□ 既に決めてある（　　　　　　　　　　） □ 立派に　□ 普通に　□ 必要ない	

③ エンディングのための情報

喪主	☐ 依頼してある ☐ 依頼したい人 ☐ お任せ	氏名	
		連絡先	
葬儀委員長	☐ 依頼してある ☐ 依頼したい人 ☐ お任せ	氏名	
		連絡先	
参列者	☐ 近親者のみでよい　☐ 必ず参列してほしい人がいる		
	※P28の「わたしのアドレス帳」に連絡先とその旨を明記しておきましょう		
祭壇	☐ 白木祭壇　　☐ 花祭壇　　☐ お任せ		
遺影	☐ 決めてある（保管場所　　　　　　　）　☐ お任せ		
装束	☐ 希望あり（　　　　　　　　　　　）　☐ とくになし		
副葬品	☐ 希望あり（　　　　　　　　　　　）　☐ とくになし		
香典・供花	☐ 一般的に　　☐ 辞退したい ☐ その他（　　　　　　　　　　　　　　　　　）		
会葬御礼・香典返し	☐ 一般的に ☐ 希望の品あり（　　　　　　　　　　　　　　　）		

これだけはしてほしいこと・してほしくないこと
（棺に入れてほしいもの、希望のお花など）

その他、とくに知らせておきたいこと
（葬儀で家族への感謝の気持ちを紹介してほしいなど）

🔗 **リンク**
葬儀にかかる費用について➡
『がんとお金の本』P242～

葬儀社から事前に見積書を
受け取っている場合は、貼り
付けておきましょう。

〈見積書等の貼付欄〉

お墓等について

お墓や仏壇に関するあなたの考えや希望を記入しましょう。

記入日	年　　　月　　　日

希望する墓

- ☐ 先祖代々の墓
- ☐ すでに購入してある墓
- ☐ 新たな墓を購入（希望の場所　　　　　　　　　　　　　　　　）
- ☐ 合祀（合同墓）の永代供養墓（希望の場所　　　　　　　　　　）
- ☐ 納骨堂（希望の場所　　　　　　　　　　　　　　　　　　　　）
- ☐ 樹木葬（希望の場所　　　　　　　　　　　　　　　　　　　　）
- ☐ 自宅（期間　　　　　　　　　　　　　　　　　　　　　　　　）
- ☐ 散骨（希望の場所　　　　　　　　　　　　　　　　　　　　　）
- ☐ とくに希望はない
- ☐ その他（　　　　　　　　　　　　　　　　　　　　　　　　　）

お墓をすでに購入してある場合

名称		連絡先	
所在地			
墓地使用権者			
備考			

※この記入欄には、法的効果はありません。確実に実行してほしい場合は遺言書の作成をお勧めします。

墓の継承について

継承してほしい人	

お墓や供養の費用

☐ 準備している ☐ 準備していない	金額	約　　　　　　　　　　　　万円
	種類	☐ 預貯金　　☐ 生命保険 ☐ 積立・預託　☐ その他

マイ・エンディングノート

仏壇について
□ 伝来の仏壇 □ 新調してほしい □ その他（　　　　　　　　　　　　　　　　　　　　　　　）

法要〈初七日・四十九日・年忌法要など〉の希望			
□ 寺院による永代供養を希望し、親族の法要は不要 □ 墓参りと年忌は不要 □ すべて家族に任せる			
寺院名		連絡先	
契約内容			

これだけはしてほしいこと・してほしくないこと

その他、墓・墓石・仏壇などについて、とくに知らせておきたいこと

臨終から葬儀までの流れ

亡くなると、遺族はすぐに葬儀の準備を進めなければなりません。

一般的（伝統的な仏式の場合）な葬儀までの流れは、次のようになります。ただし、宗教や宗派、地域によって大きく異なるので注意しましょう。

① ご臨終

□ 死亡届の提出

医師に「死亡診断書」を書いてもらい、そこに付いている「死亡届」を、市区町村役場に提出します（死亡を知った日から7日以内）。その際、「死体火（埋）葬許可申請書」を提出し、「火葬（埋葬）許可証」を受け取ります。これらの手続きは、葬儀社が代行することも可能です。

□ 献体を希望していた場合

生前に、アイバンクへの献眼や医療機関への献体などを希望していた場合、死亡後連絡をします（献体の場合、遺族に遺骨が戻るのは約1年後となります）。

② 通夜・葬儀などの打ち合わせ等

☐ 死亡の連絡

親戚や交友関係・勤務先などに死亡の事実を連絡します。同時に、菩提寺や葬儀社などに連絡して、葬儀の日程や場所、予算、戒名などについて相談します。

☐ 喪主（世話役）や、葬儀の決定

遺族を代表する「喪主」を決めます。場合によっては、親戚や勤務先などに「世話役」をお願いします。また、葬儀社を選び、葬儀の規模や予算を相談します。

※明細表をもらい、葬儀に含まれるもの・含まれないものを明確にしましょう。

③ 通夜〜法要まで

☐ 通夜・葬儀の準備

喪主（世話役）が葬儀社と打ち合わせをし、通夜・葬儀の具体的な内容を決めます。内容については、エンディングノート等の記入をできるだけ参考にします。

☐ 通夜・葬儀〈告別式〉・火葬

通夜・葬儀・法要等を執り行い、その他事務手続きを行います。葬儀社への支払いやお布施、飲食費等の葬儀にかかった費用は、相続税の申告の際に必要になるので、領収書を残しておきます。

相続の手続きと流れ

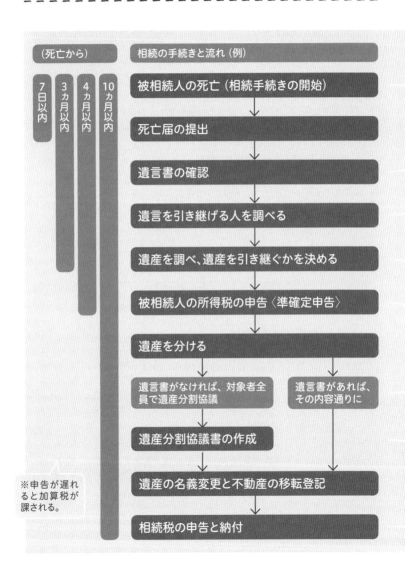

相続が発生すると、さまざまな手続きが必要です。手続きの順序の目安として参考にしてください。

注意点

金融機関や保険会社への連絡。公共料金の名義変更

自筆の遺言書などは家庭裁判所で開封（検認）

遺言書がない場合は、民法通りに法定相続人が決まる
戸籍を調べる時間が必要（海外の定住者や先妻の子ども、行方不明者などに注意）

財産リストの作成（借金も含める）
借金引き継ぐことになるので注意（引き継がないという選択＝相続放棄も可能）

控除の対象にはなるが、被相続人の分も支払わなければならない

遺留分（子ども、祖父母の最低限の取り分）があるか確認
ない場合は、1年以内に遺留分減殺請求の請求を行使することができる

もめる場合は家庭裁判所を交えた調停・審判
全員の合意があれば、希望通りに分けることもできる

相続税がゼロでも、特例は申告しないと適用できない

相続の手続きチェックリスト

これらの手続きは、①年金など「もらうもの」、②名義変更など「うつすもの」、③停止・解約などの「やめるもの」の3つに分けて考えます。わからなければ必ず専門家に早めに相談してみましょう。

		項目	手続き	窓口	期限	備考
相続する（うつすもの）	名義変更	□ 預貯金	名義変更	各金融機関	相続確定後速やかに	銀行には名義人の死亡を知った時点で、口座を停止する義務がある
		□ 株式・債券	名義の書き換え	信託銀行、証券会社等	相続確定後速やかに	
	登記・登録	□ 不動産	移転登記	管轄する法務局	相続確定後速やかに	
		□ 自動車	移転登録	新名義人の管轄運輸支局・事務所	原則、相続後15日以内	
その他の手続き（やめるもの・うつすもの）	解約	□ クレジットカード、携帯電話、プロバイダなど	解約	各会社	速やかに	
	名義変更	□ 公共料金（電気、ガス、水道など）	名義変更	管轄の事業所	速やかに	
		□ NHKの契約	名義変更	NHK	速やかに	
		□ 電話加入権	名義変更	管轄のNTT営業所	速やかに	
	申告・申請・届出	□ 所得税	準確定申告	管轄の税務署	相続したことを知った日の翌日から4カ月以内	故人が自営業、または年収2千万円以上などの場合
		□ 相続税	申告、納税	管轄の税務署	相続したことを知った日の翌日から10カ月以内	相続税が発生する場合
		□ 国民健康保険	新規加入	市区町村役所	死後14日以内	健康保険の加入者が亡くなり、遺族が扶養家族だった場合、すぐに必要
		□ 健康保険（国保以外）	被扶養者異動届	管轄の年金事務所	死後5日以内	故人が健康保険の被扶養者だった場合
		□ 死亡退職届	提出	故人の勤務先	速やかに	
		□ 児童扶養手当認定請求書	申請	市区町村役所	世帯主変更届と同時に	母子家庭になった場合
		□ 住民票の世帯主変更	変更届	市区町村役所	死後14日以内	故人が世帯主だった場合のみ必要
		□ 介護保険	資格喪失届	市区町村役所	死後14日以内	

出所：ダイヤモンド社「週刊ダイヤモンド2010年4月29日臨時増刊 葬儀・寺・墓・相続大辞典」を一部改編

		項目	手続き	窓口	期限	備考
その他の手続き	返却	☐ 介護保険被保険者証	返却	市区町村役所	死後14日以内	
		☐ 健康保険証、年金手帳	返却	市区町村役所	死後14日以内	
		☐ 運転免許証	返却	管轄の警察署	速やかに	
		☐ パスポート	返却	各都道府県の旅券課	速やかに	
保険金・給付金・年金・その他（もらうもの）	保険金の請求	☐ 生命保険	保険金の請求、名義変更	生命保険会社	死後3年以内	特約事項も忘れずに請求
		☐ 団体信用生命保険	住宅ローンの完済手続き	保険の加入先	速やかに（住宅ローンの返済が滞る前に）	故人がローンの返済中の場合、保険金で残額を完済する
		☐ 簡易保険	受給手続き、名義変更	郵便局	速やかに（死後5年以内）	
	費用の一部返還	☐ 国民健康保険	葬祭費（埋葬費）支給の申請、高額療養費の返還申請	市区町村役所	葬儀後2年以内、支払日から2年以内など	
		☐ 健康保険	高額療養費の返還申請	国民健康保険は市区町村役所、それ以外は勤務先	診療を受けた月の翌月1日から2年以内	1カ月単位で一定額の自己負担額を超えた医療費が戻る
			埋葬費（一律5万円）支給の申請	勤務先の健康保険組合、年金事務所	死後2年以内	故人が健康保険の被扶養者の場合、家族埋葬料が支給される
	年金の受給	☐ 老齢年金	受給停止、未支給年金の請求	年金事務所に問い合わせる（年金の種類によって届出が異なる）	厚生年金：死亡後10日以内 国民年金：死亡後14日以内	故人が年金受給者だった場合、前回受給日から死亡日までの未払分を請求できる
		☐ 国民年金	遺族基礎年金の受給手続き		速やかに（死後5年以内）	故人が国民年金に加入していた場合、3つのうちいずれか一つを受給できる。年収や保険料の支払期間等の要件あり
		☐ 国民年金	寡婦年金の受給手続き		速やかに（死後5年以内）	
		☐ 国民年金	死亡一時金の受給手続き		速やかに（死後2年以内）	
		☐ 厚生（共済）年金	遺族厚生（共済年金）の受給手続き		速やかに（死後5年以内）	条件を満たしていれば、遺族基礎年金と併せて受給可能
	その他	☐ 労災保険	遺族（補償）給付特別支給金の請求	勤務先を管轄する労働基準監督署	死亡の翌日から5年以内	通勤中や業務上の事故などが原因で死亡した場合
		☐ 労災保険	葬祭料の請求		死亡の翌日から2年以内	
		☐ 雇用保険	未支給分の雇用保険給付の請求	ハローワーク	死亡を知った翌日から1カ月以内、かつ死亡の翌日から6カ月以内	故人が雇用保険を受給していた場合
		☐ 医療費控除	控除申請。所得税の確定申告と合わせて控除が受けられる	管轄の税務署	死後5年以内	自己負担額が10万円以上の場合。該当する医療費の領収書が必要

③ エンディングのための情報

相続・遺言について

　遺言書を作成しているのであれば、その内容など記入しておくと、家族や大切な人の負担を軽減することができます。なお、すでに原本を破棄した遺言書については記入不要です。

記入日	年　　　　　月　　　　　日

遺言書について	
□ 作成している 　（□ 自筆証書遺言　　□ 公正証書遺言　　□ 秘密証書遺言） □ 作成していない 　（作成していない理由　　　　　　　　　　　　　　　　　　　　）	
遺言書の保管場所	
一番新しい遺言書の作成日	年　　　　月　　　　日

遺言執行者			
名前（職業）		間柄	
住所			
連絡先			
備考			

相談している専門家			
事務所名		名前（職業）	
住所			
連絡先			
依頼内容			

注意! ここに記入したことは、法的効果は発生しません。確実に実行してほしい場合は、遺言書の作成をお勧めします。遺言書には「付言事項」として家族へのメッセージを書くことも可能です。

🔗 リンク
相続について➡『がんとお金の本』P240〜

法的な遺言書はない場合、その理由

遺産分割について		
財産をあげたい相手	財産の内容	その理由（考え）

その他、相続に関する希望など

③ エンディングのための情報

形見分けについて

普段から大切にしているもので、特定の人に渡したいものがあれば記入しましょう。

記入日	年　　　　月　　　　日

品物（特徴）	
保管場所	
渡したい相手	連絡先
理由・メッセージ	

品物（特徴）	
保管場所	
渡したい相手	連絡先
理由・メッセージ	

品物（特徴）	
保管場所	
渡したい相手	連絡先
理由・メッセージ	

※必要な分をコピーしてお使いください。

品物(特徴)	
保管場所	
渡したい相手	連絡先
理由・メッセージ	

品物(特徴)	
保管場所	
渡したい相手	連絡先
理由・メッセージ	

品物(特徴)	
保管場所	
渡したい相手	連絡先
理由・メッセージ	

品物(特徴)	
保管場所	
渡したい相手	連絡先
理由・メッセージ	

※必要な分をコピーしてお使いください。

③ エンディングのための情報

遺された家族へのサポートについて

一家の大黒柱や家事・育児を担うあなたが亡くなった場合、遺族のために必要な金額は、家族構成・現在の収入・資産状況・子どもの年齢などによって異なります。今後かかるお金や収入、生活などについて、見通しを記入してみましょう。

支出見込み額を計算する（残される家族に必要な支出）

STEP① 末子独立までの遺族の生活費

末子独立までの遺族の生活費現在の生活水準をもとに、遺族が年間どのくらいの金額が必要か見積もります。
末子が独立するまでは、現在の70％を目安とします。

現在の年間生活費×70％
　　　　　　×（末子の独立時年齢－末子の現在の年齢）

↓

STEP② 末子独立後の配偶者の生活費

末子の独立後、配偶者が1人で平均余命まで生活する期間は、現在の50％を目安とします。

現在の年間生活費×50％×末子の独立時の配偶者の平均余命

↓

STEP③ 別途必要資金

生活費以外で別途必要となる資金を見積もります。
子どもの教育資金や結婚費用（親の援助額）、住居費用、葬儀費用、相続費用、その他の予備費など

↓

収入見込み額を計算する

STEP④ 収入の見込み額（あてにできる収入）

遺族年金や死亡退職金、預貯金などの収入を見積もります。
社会保障〈遺族年金など〉、企業保障〈会社員の場合の死亡退職金・弔慰金など〉、自己資産〈預貯金、有価証券など〉、その他の収入〈勤労収入など〉、生命保険〈世帯主の既加入分〉

@リンク
家族へのサポート➡『がんとお金の本』P232～

記入日		年	月	日

これから必要な資金（支出）		
内容	金額の目安	備考
家族の生活費	円	
教育資金	円	
住居・リフォーム費用	円	
結婚資金（親の援助分）	円	
その他（　　　　　）	円	
その他（　　　　　）	円	

これからの収入の見通し		
内容	金額の目安	備考
遺族年金	円	
死亡退職金・弔慰金等	円	
死亡保険金	円	
家族の収入	円	
預貯金	円	
親族からの援助	円	
その他（　　　　　）	円	
その他（　　　　　）	円	

これからの生活について相談できる人		
（　　　　　）について	名前（連絡先）	（　　　　　）
（　　　　　）について	名前（連絡先）	（　　　　　）

③ エンディングのための情報

重要物の保管場所

　安全のため、保管場所は明記せず、家族に口頭で伝えておくか、第三者が見てもわかりにくいよう表記を工夫するとよいかもしれません。

記入日	年　　　月　　　日

内容	保管場所	備考
印鑑		
通帳・証書		
カード類		
保険証券		
権利書		
会員権		
契約書		
遺言書		
年金証書・手帳		
鍵		

大切な人へのメッセージ

ご家族や友人など、普段なかなか伝えられない気持ちや想いを記入しましょう。

記入日	年　　　月　　　日

さんへ

さんへ

③ エンディングのための情報

さんへ

さんへ

さんへ

さんへ

③ エンディングのための情報

さんへ

さんへ